**ERNÄHRUNG
UND TRAINING
FÜRS LEBEN**

Impressum

WESSP. Werbung und Engagement für
Sport, Seminare und Publikationen GmbH
Nordring 102 · D-90409 Nürnberg
www.wessp.de

© 2000 WESSP. Verlag GmbH
2. Auflage 2000
ISBN 3-934651-02-X

Bildnachweis:
Dr. Wolfgang Feil · hajo sport foto ·
Polar (Erik Zabel über Polar) ·
Thomas Riese · Dr. Thomas Wessinghage.

Landschafts-Ultra-Etappenläufe weltweit:
Anke Molkenthin, 83404 Ainring-Hammerau,
e-mail: anke.molkenthin@onlinehome.de

Titelbild: Dr. Thomas Wessinghage
fotografiert von Thomas Riese.

Druck: Tümmels Druck und Verlag GmbH

Dieses Buch wurde von den Autoren sorgsam
erarbeitet. Alle Angaben, Hinweise und
Empfehlungen erfolgen jedoch ohne Gewähr.
Somit können weder die Autoren noch der
Verlag für etwaig entstandenen Schaden
oder Nachteile eine Haftung übernehmen.

Das Werk einschließlich aller seiner Teile ist
urheberrechtlich geschützt. Jede Verwertung
ist ohne Zustimmung des Verlages unzulässig.
Das gilt auch für Vervielfältigungen,
Übersetzungen, Mikroverfilmungen und
Speicherung und Weiterverarbeitung in
elektronischen Systemen.

Dr. Wolfgang Feil · Dr. Thomas Wessinghage

ERNÄHRUNG UND TRAINING FÜRS LEBEN

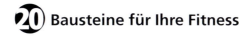 Bausteine für Ihre Fitness

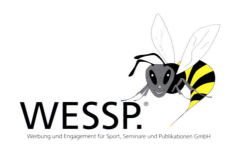

Inhalt

So essen Sie sich fit   7

Baustein 1	Kohlenhydratbewusste Ernährung	7
Baustein 2	Fettbewusste Ernährung	21
Baustein 3	Hochwertige Eiweißversorgung	27
Baustein 4	Mineralreiche Ernährung	33
Baustein 5	Obst, Gemüse und Salat	45

So werden Sie körperlich fit   51

Baustein 6	Aktivität und Schonung	51
Baustein 7	Lebenselixier Ausdauer	61
Baustein 8	Ohne Kraft kein Preis	69
Baustein 9	Beweglichkeit – das unentwegte Rückzugsgefecht	75

Power-Versorgung am Wettkampftag   81

Baustein 10	Frühstücksstrategien am Wettkampf-Tag	81
Baustein 11	Kohlenhydratversorgung während der Belastung	85
Baustein 12	Trinken im Sport – rechtzeitig, schnell und effektiv muss es gehen	89
Baustein 13	Sportliche Belastungen benötigen Aminosäuren	101

Starke Sehnen und Bänder   105

Baustein 14	Bindegewebe benötigt spezielle Nährstoffe	105

Bessere Erholung = bessere Leistung   115

Baustein 15 Schnellere Erholung durch intelligentes
Essen und Trinken nach dem Sport   115

Baustein 16 Schnellere Erholung durch
intelligente Trainingssteuerung   121

Das starke Immunsystem   127

Baustein 17 Natürliche Immunstabilisierung
durch gezielte Nährstoffe
und Maßnahmen für Ihr Immunsystem   127

Baustein 18 Bedeutung der Bewegung
für das Immunsystem   137

Knochengesunde Ernährung   143

Baustein 19 Ernährung für starke Knochen –
damit Sie allen Belastungen standhalten   153

Baustein 20 Der Knochen braucht Bewegung –
Osteoporose-Gymnastik   161

Rezepte   167

Zackig zubereitet –
mehr Zeit und Energie für lustvolles Training   167

Energie aus dem Suppentopf   169

Carboloading aus der Pfanne   171

Blechkartoffeln (mit Kräuterquark, Ei und Salat)   173

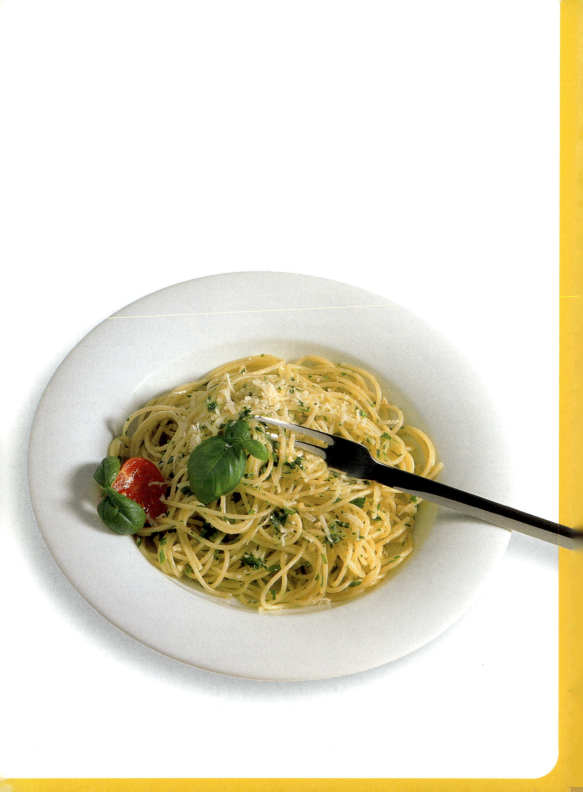

So essen Sie sich fit

Die Grundlage für mehr Fitness und Lebensgefühl ist eine kohlenhydrat- und fettbewusste Ernährung in Verbindung mit einer hochwertigen Eiweißversorgung. Damit Sie auf Ihrer Fitness-Treppe hoch hinauf kommen, sollte Ihre Ernährungsbasis auch mineralstoffreich sein und viel Obst und Gemüse enthalten (siehe Grafik 1).

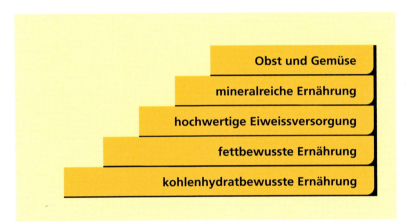

Grafik 1
Die Stufen zu mehr Fitness

Baustein 1: Kohlenhydratbewusste Ernährung

Die Energiespeicher benötigen Kohlenhydrate

Der Schlüssel zu mehr Fitness ist eine kohlenhydratreiche Ernährung. Kohlenhydrate werden im Muskel und in der Leber in Form von Glykogen gespeichert. Gut gefüllte Kohlenhydratspeicher (Glykogenspeicher) bedeuten eine längere sportliche Leistungsfähigkeit.
Während die Muskel-Kohlenhydrate für die Muskelarbeit benötigt werden, sorgen die in der Leber eingelagerten Kohlenhydrate für einen konstanten Blutzuckerspiegel. Über den Blutzuckerspiegel werden alle Organe mit Energie versorgt. Die eingelagerten Kohlenhydrate müssen zunächst in Glucose (Traubenzucker) umgewandelt werden, bevor sie von der Muskulatur und den anderen Organen verwertet werden können. Besonders das Gehirn ist auf eine ständige Zufuhr von Trauben-

So essen Sie sich fit

zucker über das Blut angewiesen. So ist auch zu erklären, dass ein stark fallender Blutzuckerspiegel zu einer mentalen Leistungsschwäche führt. Dies kann bei starker Ausprägung zu Gleichgewichtsproblemen und „Schwarzwerden-Symptomen" führen.

Der Untrainierte kann ungefähr 400 g Kohlenhydrate in Form von Glykogen einspeichern. Ungefähr 100 g Kohlenhydrate stecken dabei in der Leber und ca. 300 g Kohlenhydrate sind in der Muskulatur gespeichert (siehe Grafik 2).

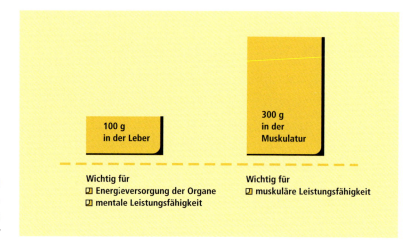

Grafik 2
Kohlenhydratspeicher im Körper

Erfolgs-Strategien für eine kohlenhydratbewusste Ernährung

Kohlenhydrate sollten den Hauptteil der täglichen Nahrungsaufnahme ausmachen: Der Anteil der Kohlenhydrate an der gesamten Energieaufnahme sollte ca. 60 % betragen. Verschiedene Untersuchungen zeigten jedoch, dass selbst bei Ausdauersportlern der Kohlenhydratanteil an der Energieaufnahme bei nur etwa 45 % liegt (Grafik 3).

Bei den Kohlenhydraten unterscheidet man zwischen komplexen, langkettigen, wertvollen Kohlenhydraten (Nudeln, Brot, Kartoffeln, Reis, Müsli) und einfachen, kurzkettigen, schlaffen Kohlenhydraten (Süßigkeiten, Zucker, Limonaden, siehe Grafik 4).

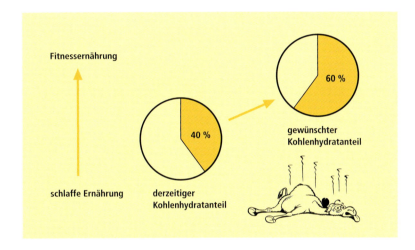

Grafik 3
Kohlenhydrat-Anteil in der Ernährung

Grafik 4
Einteilung der Kohlenhydrate

komplexe Kohlenhydrate	einfache Kohlenhydrate
Stärke: (= Vielfachzucker) Vorkommen: Nudeln, Reis, Kartoffeln, Brot, Müsli	Einfachzucker: Traubenzucker, Fruchtzucker
	Zweifachzucker: Malzzucker, Milchzucker, Honig Vorkommen: Süßigkeiten, Limonaden, Fruchtsäfte
	Mehrfachzucker: Maltodextrin Vorkommen: Sportgetränke

So essen Sie sich fit

Leider werden derzeit viel zu viel einfache, schlaffe Kohlenhydrate und gleichzeitig viel zu wenig komplexe, wertvolle Kohlenhydrate verzehrt: Der Anteil der einfachen Kohlenhydrate an der Gesamternährung liegt bei 20 % und ist damit ebenso groß wie der Anteil der komplexen Kohlenhydrate (siehe Grafik 5 a – schlaffe Ernährung). Bei einer fitnessbewussten Ernährung sollten die komplexen Kohlenhydrate verstärkt verzehrt und gleichzeitig die einfachen Kohlenhydrate reduziert werden (siehe Grafik 5 a).

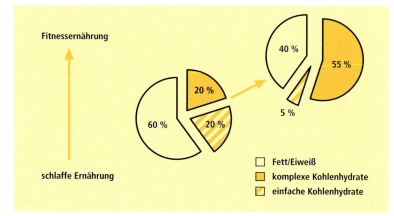

Grafik 5 a
Kohlenhydrate am besten komplex

Das Ziel ist eine starke Dominanz der komplexen gegenüber den einfachen Kohlenhydraten (siehe Grafik 5 a – Fitnessernährung). Möglichkeiten, wie dieser Weg zu mehr komplexen Kohlenhydraten beschritten werden kann, sind in Grafik 5 b dargestellt.

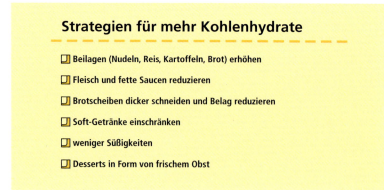

Grafik 5 b
Strategien für mehr komplexe Kohlenhydrate

Ziel: mehr komplexe Kohlenhydrate

Komplexe Kohlenhydrate können vollwertig (Vollkornnudeln, Vollkornbrot, Naturreis) oder ausgemahlen bzw. poliert sein (helle Nudeln, helles Brot, heller Reis). Obwohl der Kohlenhydratgehalt vollwertiger Kohlenhydrate nicht höher ist als der Kohlenhydratgehalt ausgemahlener Kohlenhydrate, sollte ein Großteil der Kohlenhydrate vollwertig sein.

Vollwertige Kohlenhydrate haben einen deutlich höheren Vitamin-, Mineralstoff- und Spurenelementgehalt als ausgemahlene Kohlenhydrate und enthalten wesentlich mehr Ballaststoffe für eine gesunde Darmtätigkeit und eine gesunde Darmflora (siehe Grafiken 6 a, b, c). Vollwertige Kohlenhydrate wirken auch sättigend, so dass davon nie zu viel gegessen werden kann.

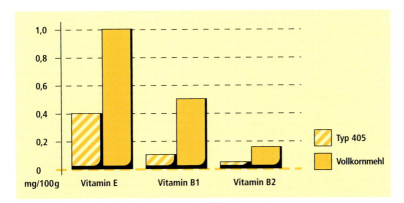

Grafik 6 a
Vitamingehalt von hellem ausgemahlenem Weizenmehl (Typ 405) im Vergleich zu Vollkornmehl

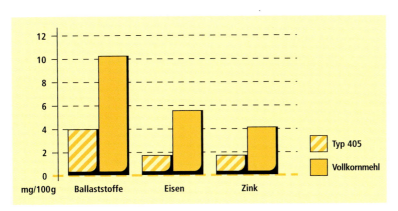

Grafik 6 b
Ballaststoff- und Spurenelementgehalt von hellem Weizenmehl (Typ 405) im Vergleich zu Vollkornmehl

Grafik 6 c
Mineralstoff-gehalt von hellem Weizenmehl (Typ 405) im Vergleich zu Vollkornmehl

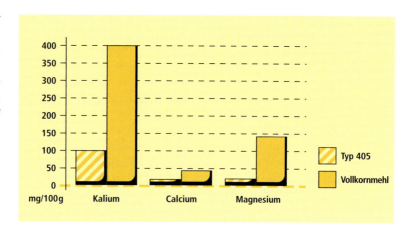

Die Hitliste der Lebensmittel mit komplexen Kohlenhydraten, die somit verstärkt verzehrt werden sollen, ist der Grafik 7 zu entnehmen. Besonders Nudeln, Brot, Reis und Kartoffeln sollten somit als Kohlenhydratträger den Hauptteil einer Mahlzeit ausmachen.

Grafik 7
Hitliste kohlenhydratreicher komplexer Lebensmittel (Kohlenhydratangaben pro Portion in g)

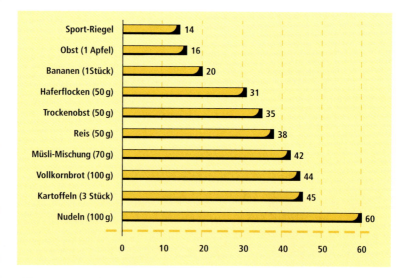

Gönnen Sie sich jeden Morgen ein Fitmacher-Frühstück:
2 EL Flockenmüsli, 3 EL Weizenkeime, 1 Banane oder 1 Apfel mit Milch oder Joghurt. Dazu ein Glas Orangensaft.

Kohlenhydratbewusste Ernährung

Ziel: weniger einfache Kohlenhydrate

Lebensmittel mit einfachen Kohlenhydraten (in Form von Traubenzucker, Haushaltszucker, Schokolade, Süßigkeiten und Süßspeisen) haben eine zu geringe Nährstoffdichte, enthalten also zu wenig Mineralstoffe, Spurenelemente, Vitamine und Ballaststoffe. Sie führen zu ungünstigen Schwankungen im Blutzuckerspiegel und führen dem Körper häufig zu viel konzentrierte Energie zu.

Eine Energiezufuhr, die über dem Bedarf liegt, wird in Fett umgewandelt und gespeichert und führt zu Übergewicht. Aus diesen Gründen sollten deshalb die energiereichen, einfachen Kohlenhydrate (siehe Grafik 4) in der täglichen Ernährung eingeschränkt werden. Nur während körperlicher Belastungen, die länger als eine Stunde dauern, sowie direkt nach der körperlichen Belastung benötigt der Körper die einfachen energiereichen Kohlenhydrate in Form von Traubenzucker, Fruchtzucker, Milchzucker oder Maltodextrin, um schnelle Energie zu haben (vertiefende Ausführungen hierzu siehe Kapitel 3).

> Süßempfinden ist Gewohnheitssache. Probieren Sie Kaffee und Tee ohne Zucker mit etwas mehr Milch. Tauschen Sie Limonaden und Cola-Getränke durch Fruchtsaftschorle (halb Mineralwasser, halb Saft) aus.

Größere Energiespeicher durch Carboloading

Kohlenhydrate und Training

Die Kohlenhydratspeicher in Muskulatur und Leber können durch Training und nachfolgend kohlenhydratreiche Ernährung entscheidend vergrößert werden.
Durch Training werden zunächst die Glykogenspeicher entleert; bei anschließend kohlenhydratreicher Kost füllen sich die Glykogenspeicher dann über das ursprüngliche Niveau.
Personen, die Sport treiben und sich kohlenhydratreich ernähren, haben deshalb größere Energiereserven im Vergleich zu Personen, die nicht trainieren oder die nur wenig Kohlenhydrate essen (siehe Grafik 8).

Depot	Energiemenge der gespeicherten Kohlenhydrate	
	Ohne Training mit normaler Mischkost	Durch Training mit kohlenhydratreicher Kost
Blutzucker	5 g (20 kcal)	5 g (20 kcal)
Leberglykogen	75 g (300 kcal)	120 g (480 kcal)
Muskelglykogen	300 g (1200 kcal)	500 g (2000 kcal)
Summe	380 g (1520 kcal)	625 g (2500 kcal)

Grafik 8 Kohlenhydratdepots im Menschen

Kohlenhydrate und Kalium

Für eine gute Kohlenhydrateinlagerung (Glykogenspeicherung) in Muskulatur und Leber ist neben den Kohlenhydraten auch eine ausreichende Kaliumversorgung wichtig. Besonders kaliumreich sind Obst und Gemüse, die deshalb bei allen Mahlzeiten nicht fehlen sollten (siehe Grafik 9). Täglich sollten 5 Portionen Obst und Gemüse verzehrt werden, um eine ausreichende Kaliumversorgung zu gewährleisten (siehe Baustein 5).

Kohlenhydratbewusste Ernährung

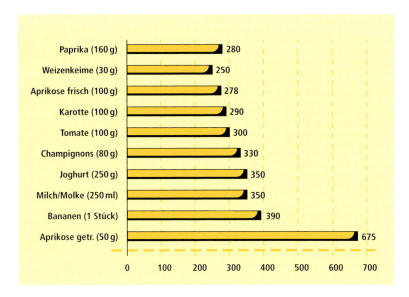

Grafik 9 Hitliste kaliumreicher Lebensmittel (Angaben pro Portion in g)

Kohlenhydrate und Chrom

Chrom ist ein Mikronährstoff, der zur Erhaltung des normalen Kohlenhydratumbaus und -abbaus beiträgt. Da bei allen intensiven Ausdauerleistungen die Kohlenhydrate die wichtigste Energiequelle darstellen, ist eine ausreichende Chromversorgung für das Ausschöpfen der möglichen Leistungskapazität wesentlich.

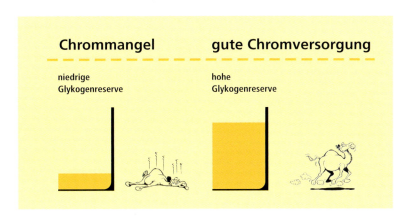

Grafik 10 a Pack' Chrom in den Tank!

Eine unzureichende Chromversorgung bedeutet eine niedrige Glykogenreserve und dadurch eine niedrige Leistungsreserve; dagegen bewirkt eine ausreichende Chromversorgung eine hohe Leistungskapazität (siehe Grafik 10 a).
Ebenfalls konnte gezeigt werden, dass Chrom ein schnelles Absinken des Glykogenspeichers in der Muskulatur bei körperlicher Belastung verhindert (siehe Grafik 10 b). Eine ausreichende Chromversorgung schont deshalb den Glykogenspeicher, was bei mehrstündiger Belastung ein entscheidendes Plus ist (siehe Grafik 10 b).

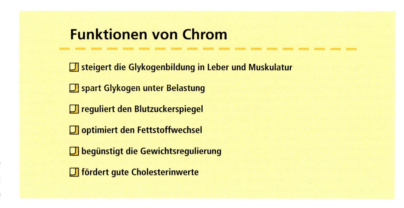

Grafik 10 b
Funktionen
von Chrom

Neben der Steuerung des Kohlenhydratstoffwechsels ist Chrom auch für den Fett- und Eiweißhaushalt wirksam, da Chrom das Hormon Insulin aktiviert. Diese weiteren Funktionen von Chrom sind der Grafik 10 b zu entnehmen.
Bei Belastungen mit hoher Intensität und Dauer ist die Chromausscheidung erhöht. Der erhöhte Chromverlust durch Sport über den Urin liegt zwischen der doppelten und fünffachen Chromausscheidung im Vergleich zu Nichtsportlern. So wundert es nicht, dass bei Sportlern mit hoher Belastungsintensität und -dauer häufig eine negative Chrombilanz aufgezeigt wird. Eine schlechte Chromversorgung bedeutet immer Leistungsschwäche.
Bei Ausdauersport ist deshalb auch auf eine besonders chromreiche Ernährung zu achten. Chromreiche Lebensmittel sind Vollkornprodukte, Nüsse, Edamer- und Gouda-Käse, Fleisch und Pilze (siehe Grafik 11). Der Chrombedarf liegt bei Sportlern täglich bei etwa 200 µg.

Kohlenhydratbewusste Ernährung

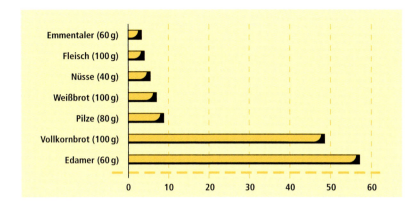

*Grafik 11
Hitliste chromreicher Lebensmittel (Angaben pro Portion in μg)*

Kohlenhydrate und Eiweiß

Die Kombination Kohlenhydrate und Eiweiß führt innerhalb weniger Stunden zu schnelleren Glykogenspeicherungen als die Aufnahme ausschließlich von Kohlenhydraten. Deshalb sollte die erste Mahlzeit bzw. das erste Getränk in der Regenerationsphase nicht nur Kohlenhydrate, sondern auch Eiweiße beinhalten. Dieser Aspekt sollte besonders bei allen mehrtägigen Etappenbelastungen und Turnieren berücksichtigt werden.

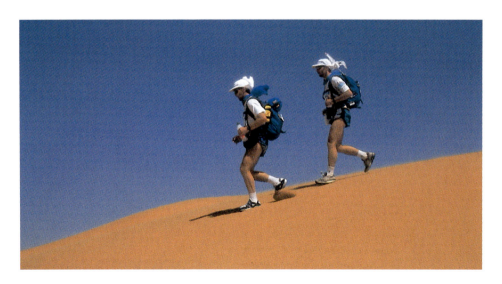

Effektive Super-Carboloading-Strategien

Früher wurde vor Wettkämpfen die sogenannte Saltin-Diät empfohlen: Eiweiß- und fettreiche Kost in den Tagen 6, 5 und 4 vor dem Wettkampf, dann in den letzten 3 Tagen vor dem Wettkampf verstärkt Kohlenhydrate. Die kohlenhydratarme, dafür fett- und eiweißreiche Ernährung in den Tagen 6 bis 4 vor dem Wettkampf führte aber häufig zu Unverträglichkeiten und zu mentalen Einbrüchen. Aus diesen Gründen wird die Saltin-Diät heute nicht mehr empfohlen.
Effektives modernes Super-Carboloading beinhaltet Lebensmittelkombinationen, die reich an Kohlenhydraten, Kalium und Chrom sind und gleichzeitig Eiweiß liefern (siehe Grafik 12).
Diese Lebensmittelkombinationen sind besonders in den letzten Tagen vor dem Wettkampf und direkt nach Training und Wettkampf empfehlenswert.

Grafik 12
Super-Carboloading

Super-Carboloading

Kohlenhy-dratspender	Kalium-spender	Chrom-spender	Eiweiß-spender
Nudeln	Tomatensauce	Pilze	Käse fettarm
Reis	Gemüse	Pilz-Sauce	Erbsen, Putenfleisch
Brot	Tomaten, Paprika	Edamer Käse	Käse fettarm
Kartoffeln	Quark	Edamer Käse	Quark, Käse fettarm, Ei
Müsli	Früchte	Vollkornflocken, Nüsse	Milch/Joghurt fettarm

täglich zwei Mahlzeiten aus der Super-Carboloading-Tabelle bringen Ihnen mehr Energie

Anmerkung 1

Bei den Super-Carboloading-Menüs sollte der Hauptteil der Energie immer über die Kohlenhydrate aufgenommen werden. Dies bedeutet, dass die Kohlenhydratspender immer das Super-Carboloading-Menü dominieren sollten.

Anmerkung 2

Für die Ausbildung von starken Sehnen und Bändern sollten die Kohlenhydratspender häufig auf Vollkornbasis sein: Vollkornnudeln, Vollkornreis, Vollkornbrot. Die Kartoffeln sollten möglichst aus Bio-Anbau stammen, damit auch die Kartoffelschale verzehrt werden kann. Weitere Ausführungen zum Thema Sehnen und Bänder können Sie im Baustein 14 nachlesen.

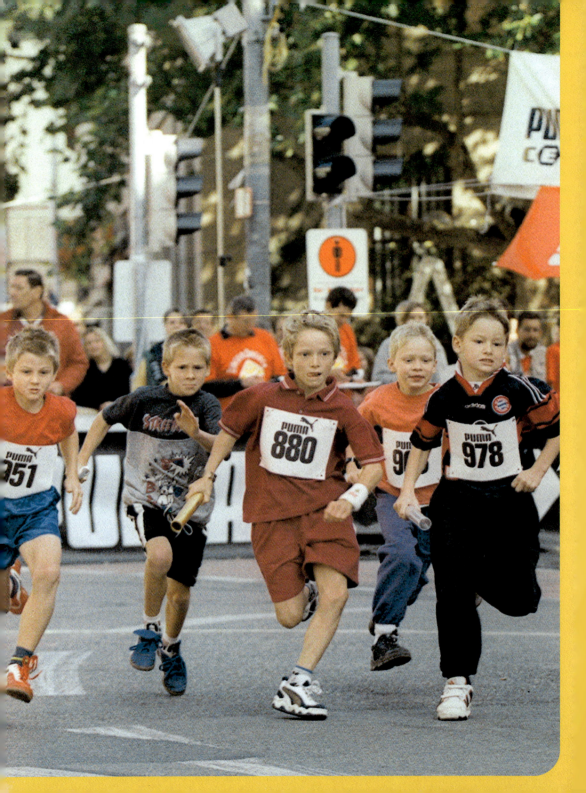

Fettbewusste Ernährung

Baustein 2: Fettbewusste Ernährung

Weniger Fett macht fit

Fette werden über die Nahrung zugeführt und können im Körper zum Teil auch selbst gebildet werden. Insgesamt ist die durchschnittliche Ernährung zu fettreich. Der Anteil der Fette an der Gesamtkalorienaufnahme liegt derzeit mit ca. 40 % deutlich zu hoch (siehe Grafik 13 – schlaffe Ernährung). Zur Gesundheitsvorbeugung sollte der Anteil der Fettkalorien auf höchstens 30 %, für eine fitnessbewusste Ernährung sogar auf nur 25 % gesenkt werden (siehe Grafik 13).

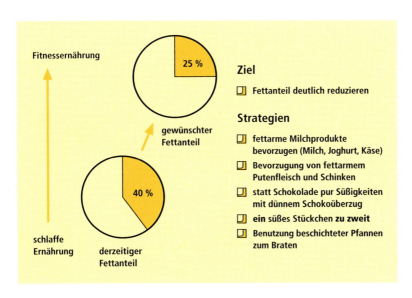

Grafik 13 Fitness-Ernährung ist fettarm

Das Ziel, den Fettanteil in der Ernährung deutlich zu senken, kann durch mehrere Strategien erreicht werden (siehe Grafik 13). Sinnvoll ist es, sich die einzelnen Erfolgsstrategien behutsam anzueignen, um die Gewohnheiten langfristig zu ändern.

Entscheidend für die Fitness: das richtige Fettsäuremuster

Bei den Fetten kann zwischen gesättigten, einfach ungesättigten und mehrfach ungesättigten Fettsäuren unterschieden werden (siehe Grafik 14).

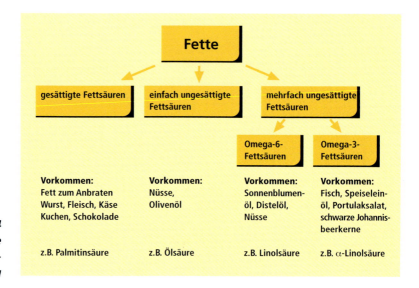

Grafik 14
Unterschiedliche Fettzusammensetzung

Gesättigte Fettsäuren beeinflussen die Blutfettwerte ungünstig und gelten als Risikofaktor einer Atherosklerose. Diese ungesunden gesättigten Fettsäuren tragen derzeit leider zu mehr als 60% am Gesamtfettverzehr bei (siehe Grafik 15 – schlaffe Ernährung) und sollten reduziert werden. Ernährungswissenschaftler fordern, dass nicht mehr als ein Drittel der Fettkalorien aus gesättigten Fettsäuren stammen sollten (siehe Grafik 15 – Fitness-Ernährung). Die am stärksten gesundheitsbelastende gesättigte Fettsäure ist die Myristinsäure, die im Kokosfett vorkommt. Deshalb sollte man Produkte mit Kokosfett möglichst selten oder gar nicht verwenden.

Eine Ernährung mit einem hohen Anteil an gesättigten Fetten verzögert außerdem die Einlagerung von Kohlenhydraten in Muskulatur und Leber und sorgt damit für verlängerte Regenerationszeiten im Sport.

Fettbewusste Ernährung

Info: Transfett-Säuren – der Wolf im Schafspelz

Transfettsäuren stehen im Verdacht, die Darmschleimhäute und Blutgefäße zu schädigen. Transfettsäuren entstehen bei der Härtung von pflanzlichen Ölen, wodurch diese streichbar, länger haltbar und pastös werden. Demzufolge kommen sie in Margarinen, Koch-, Back- und Fritierfetten vor. Es ist technologisch möglich, Streichfette so herzustellen, dass praktisch keine Transfettsäuren entstehen. So ist es möglich, dass heutzutage viele Diätmargarinen frei von Transfettsäuren sind. Transfettsäuren finden sich in vielen Fast-Food-Produkten, Fertig-Saucen oder Cocktailsaucen. Der Anteil an diesen schlechten Transfettsäuren in unserer Nahrung nimmt rasant zu, da immer mehr Fertigprodukte verzehrt werden. Achten Sie beim Einkauf darauf, dass Sie keine Produkte einkaufen, bei denen auf der Zutatenliste gehärtete Fette stehen. In schlechten Margarinen kann der Transfettsäuregehalt bis zu 55% betragen. Deshalb sollte der Butter, die keine Transfettsäuren enthält, generell der Vorzug vor Margarine gegeben werden, jedoch unter der Voraussetzung, dass die Butter sparsam verwendet wird

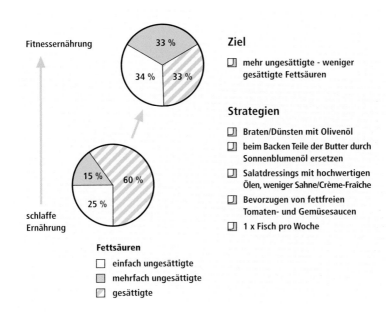

Grafik 15 Fettsäure-Muster optimieren

So essen Sie sich fit

Der Organismus benötigt einfach und mehrfach ungesättigte Fettsäuren, weshalb sie nicht eingespart werden sollten. Bei den mehrfach ungesättigten Fettsäuren werden Omega-6- und Omega-3-Fettsäuren unterschieden (siehe Grafik 14). Omega-6- und Omega-3-Fettsäuren müssen über die Nahrung aufgenommen werden, da unser Körper diese Fettsäuren aus anderen Fettbausteinen nicht selbst herstellen kann. Während mit der üblichen Ernährung genügend Omega-6-Fettsäuren aufgenommen werden, besteht ein relativer Mangel bei der Omega-3-Fettsäurezufuhr. Omega-3-Fettsäuren wirken entzündungshemmend und immunstabilisierend. Ernährungswissenschaftler fordern deshalb seit Jahren, die Zufuhr an Omega-3-Fettsäuren zu erhöhen (siehe Grafik 15). Beispiele von Lebensmitteln, die Omega-3-fettsäurehaltig sind und die wir verstärkt verzehren sollten, sind Fisch, Speise-Leinöl, Portulak-Salat und Schwarze Johannisbeeren (siehe Grafik 14). Speise-Leinöl kann in einen Magerquark eingerührt und mit etwas Kräutern, Pfeffer, Salz und Knoblauch gewürzt und als Brotaufstrich verwendet werden. Auch in Salatdressings kann man immer etwas Speise-Leinöl „verstecken".

Grafik 15 gibt Ihnen einige Hinweise, wie Sie den Anteil der ungesättigten Fettsäuren erhöhen und gleichzeitig gesättigte Fettsäuren einsparen können.

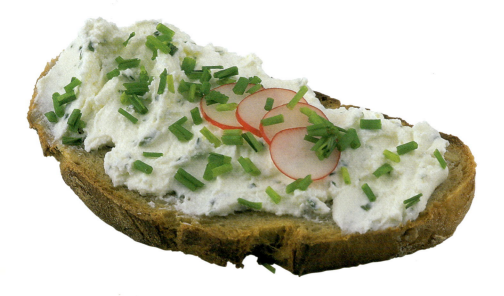

Fettbewusste Ernährung

Erfolgsstrategien für mehr Fitness durch eine fettbewusste Ernährung

Für eine bessere Leistungskapazität und zur Vorbeugung typischer Zivilisationskrankheiten (z.B. Diabetes, Übergewicht, Bluthochdruck oder ungünstige Blutfettwerte) gibt es somit drei Erfolgs-Strategien (siehe Grafik 16).

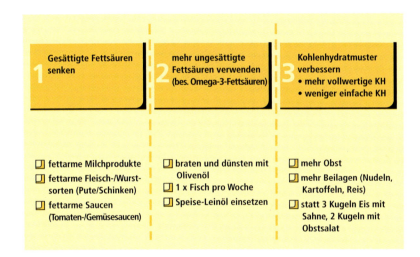

Grafik 16 Erfolgsstrategien für mehr Leistung durch fettbewusste Ernährung

Anmerkung zu Strategie 3

Bei vollwertiger und fettarmer Ernährung ist der Grundumsatz (körpereigene Kalorienverbrauch) erhöht, da der Körper selbst aus den Nahrungsbestandteilen Fettsäuren bilden muss. Außerdem ist bei ballaststoffreicher, also vollwertiger Kost die Fettaufnahme (Fettverwertung) im Körper reduziert.

Einerseits wird Depotfett im Körper gebildet bei übermäßiger Zufuhr gesättigter Fettsäuren, andererseits auch bei einem Übermaß an einfachen Kohlenhydraten (z.B. in Form von Süßigkeiten, Kuchen, Limonaden, Colagetränken). Diese nicht benötigten Kohlenhydrate werden direkt in gesättigte Fettsäuren umgewandelt.

 Tricksen Sie Ihre „Süßattacken" aus: Trockenobst (ungeschwefelt) und breites Frischobstangebot sollten immer vorrätig sein.

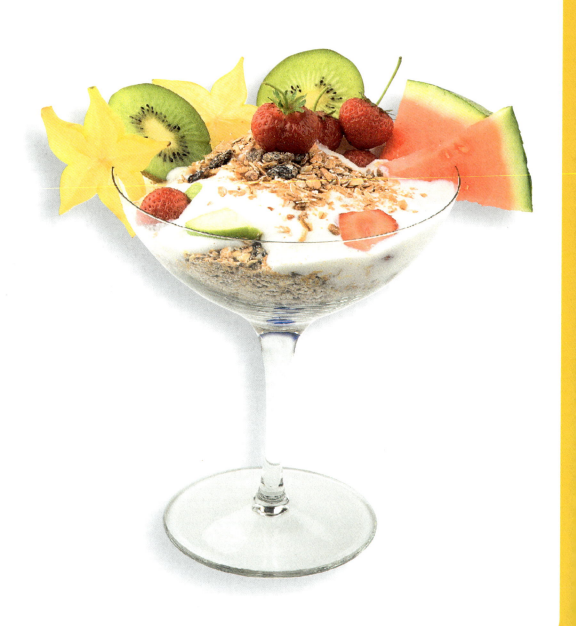

Baustein 3: Hochwertige Eiweißversorgung

Bedeutung der Eiweiße

Eiweiße sind Grundbausteine aller Körperzellen. Als Enzyme und Hormonbestandteile steuern Eiweißstoffe alle biochemischen Prozesse im Körper. Auch der Transport von Sauerstoff und Nährstoffen wird durch Eiweiße sichergestellt. Darüber hinaus sind Eiweiße die wichtigsten Strukturelemente des Körpers als Grundbaustein der Muskelfasern und als Gerüst- und Schutzeiweiß der Knorpelsubstanz, der Knochen, der Sehnen und der Haut. Schließlich sorgen Eiweiße auch für die Immunabwehr des Körpers (siehe Grafik 17).

Im Organismus findet ein ständiger Aufbau, Abbau und Umbau von Eiweißen statt. Grundbaustein der Eiweiße sind die Aminosäuren. Als Basis für diesen dynamischen Umbau der Eiweißstrukturen hat der Körper nur einen kleinen Aminosäurespeicher von 110 g, der sich im Blutplasma und zum überwiegenden Teil in der Muskulatur befindet. Aus diesem geringen Aminosäurespeicher werden täglich Muskelfasern, Hormone, Enzyme, Immunkörper, Sehnen, Bänder und Haare auf-, um- und abgebaut (siehe Grafik 17). Da der Organismus Aminosäuren nur unzureichend speichern kann, ist eine täglich hochwertige Eiweißversorgung durch die Nahrung angezeigt.

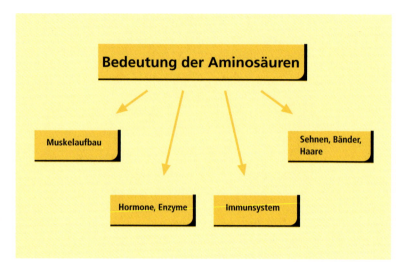

Grafik 17
Bedeutung der
Aminosäuren

Von den insgesamt 22 Aminosäuren kann der menschliche Körper acht nicht selbst herstellen. Diese acht Aminosäuren nennt man essentielle Aminosäuren (siehe Grafik 18), sie müssen über die Nahrung zugeführt werden. Je größer der Anteil essentieller Aminosäuren eines Eiweißes ist, desto höherwertiger ist es.

Grafik 18
Essentielle
Aminosäuren
für den
Menschen

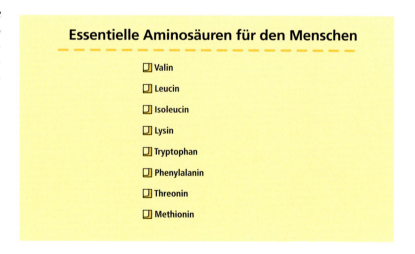

Aminosäuren werden unter Ruhebedingungen in unbedeutender Menge zur Energiegewinnung herangezogen. In einem Umfang von mehr als 10 % der Energiebereitstellung werden die Aminosäuren jedoch dann herangezogen, wenn die Belastungen lang und intensiv sind (z. B. Marathonlauf). Mehr Aminosäuren werden auch abgebaut, wenn die Muskel-Kohlenhydratspeicher nicht optimal gefüllt sind oder wenn der Fettstoffwechsel (siehe Baustein 7) unzureichend trainiert ist.

Die für die Energiegewinnung herangezogenen Aminosäuren stehen für die dynamischen Umbauprozesse der Eiweißstrukturen im Körper dann nicht mehr zur Verfügung. Die Folge sind verlängerte muskuläre Erholungszeiten sowie Infektanfälligkeiten nach dem Sport. Neuere Untersuchungen haben ergeben, dass selbst bei gut trainierten Läufern während des Marathons ungefähr 40 g Eiweiß verbrannt werden. Zur Schonung der Aminosäuren-Reserve und zur Vorbeugung von Problemen mit der Muskulatur, mit Sehnen, Bändern und mit dem Immunsystem ist deshalb bei allen mehrstündigen Belastungen eine Aminosäure-Versorgung zu empfehlen (siehe Baustein 13).

In der Erholungsphase müssen einerseits die leeren Kohlenhydratdepots durch reichlich Kohlenhydrate wieder aufgefüllt werden, andererseits muss auch das verbrannte Eiweiß wieder zugeführt werden. Dabei sollte man auf Eiweiß mit einer hohen biologischen Wertigkeit achten.

Hohe biologische Wertigkeit von Eiweiß

Die biologische Wertigkeit von Nahrungseiweiß gibt an, wie viel Gramm Körpereiweiß durch das betreffende Nahrungseiweiß aufgebaut werden kann. Wie aus Grafik 19 zu entnehmen ist, können 100 g Eiweiß aus Weizen somit 56 g körpereigenes Eiweiß aufbauen. Je höher der Anteil der essentiellen Aminosäuren eines Eiweißes und je besser deren Verwertbarkeit durch den Körper ist, desto höher ist die biologische Wertigkeit.

So essen Sie sich fit

Prinzipiell ist tierisches Eiweiß hochwertiger als pflanzliches Eiweiß, mit Ausnahme von Amaranth (Körnerfrucht der Inkas), das eine höhere biologische Eiweißwertigkeit aufweist als Milch oder Käse. Eiweiße verschiedener Nahrungsmittel können sich jedoch gegenseitig in ihrem Aminosäurenspektrum auch ergänzen und aufwerten, so dass eine höhere biologische Wertigkeit als 100 erreicht wird (1 + 1 = 3, siehe Grafik 19).

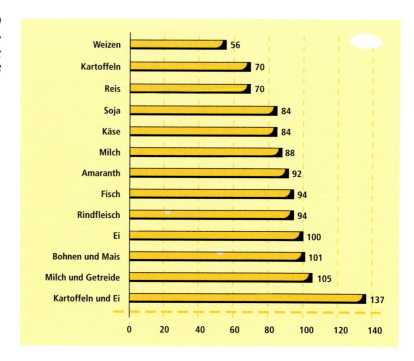

Grafik 19 biologische Wertigkeit von Eiweiß

Anmerkung Amaranth:

Die hohe biologische Eiweißwertigkeit von Amaranth wird durch einen hohen Anteil essentieller Aminosäuren und durch deren ausgewogene Zusammensetzung erreicht. Die Kohlenhydrate von Amaranth sind darüber hinaus besonders leicht verdaulich. Er kann wie Reis gekocht oder in Form von Amaranth-Pops auch in Müsli eingestreut werden. Amaranth ist somit ein hochwertiger Kohlenhydrat- und Eiweißspender. Die Körnerfrucht ist in Reformhäusern und Naturkostläden erhältlich.

Hochwertige Eiweißversorgung

Grafik 20 zeigt alle günstigen Nahrungsmittelkombinationen im Überblick, die sich im Eiweißbereich ergänzen. Besonders bei fleischloser Kost und in der Regenerationsphase sind diese Kombinationseffekte empfehlenswert.

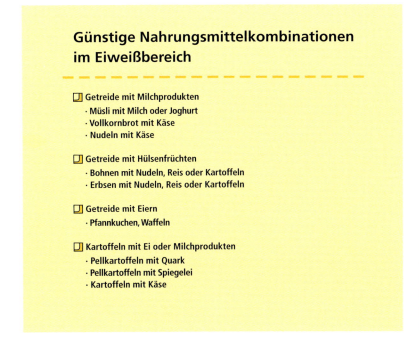

Grafik 20 Günstige Nahrungsmittelkombinationen im Eiweißbereich

Stecken Sie unsere Einkaufskarten „Carbo" und „Eiweiß" ein (am Ende des Buches zum Herausnehmen).

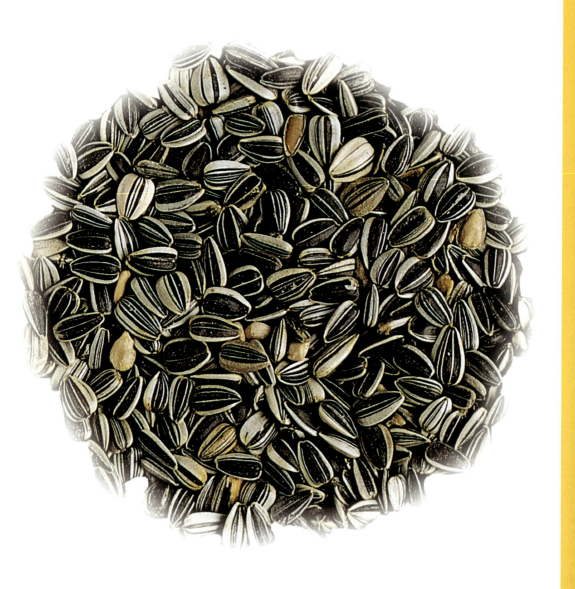

Baustein 4: Mineralreiche Ernährung

Eisenreiche Ernährung für eine gute Leistungsbereitschaft

Eisen ist Bestandteil des roten Blutfarbstoffes Hämoglobin. Hämoglobin transportiert den Sauerstoff über die Lunge zum Muskel und zu den Körpergeweben. Bei Eisenmangel wird somit weniger Sauerstoff in der Lunge gebunden und damit wird auch weniger Sauerstoff im Körper angeliefert. Sauerstoff wird im Körper für die Kohlenhydrat- und Fettverbrennung benötigt, also für die Energiebereitstellung, die ohne Übersäuerung abläuft (aerobe Energiebereitstellung).

Eisenverluste treten durch Sport über den Schweiß und über die Niere auf. Bei Frauen fällt der zusätzliche Eisenverlust durch die Regelblutungen stark ins Gewicht, so dass besonders Ausdauersportlerinnen häufig Eisenmangelerscheinungen aufweisen.

Bei Ausdauersportlern mit sensiblen roten Blutkörperchen kann der Eisenverlust über die Niere bedeutsam sein: Durch den ständigen Belastungskontakt des Fußes mit dem Boden besteht die Gefahr, vermehrt rote Blutkörperchen zu zerstören. Dadurch wird eisenhaltiger roter Blutfarbstoff mit dem Urin ausgeschieden.

Eisenmangel baut sich über Jahre auf. Eine medikamentöse Therapie eines Eisenmangels ist sehr langwierig, kann sich über mehrere Monate hinziehen und gehört in ärztliche Hände.

Symptome eines Eisenmangels

- Einrisse an den Mundwinkeln
- Störungen von Haar- und Nagelwachstum
- allgemeine Müdigkeit
- verminderte Leistungsfähigkeit und Leistungsbereitschaft
- Blutarmut (Anämie)

Grafik 21
Symptome eines Eisenmangels

So essen Sie sich fit

Erste Symptome eines Eisenmangels (siehe Grafik 21) sollten deshalb rechtzeitig wahrgenommen werden, damit ein Erfolg einer deutlichen Ernährungsumstellung noch greifen kann. Als vorbeugende Maßnahme sollten besonders Ausdauersportlerinnen immer auf eine eisenreiche Kost achten (siehe Grafik 22), so dass täglich ca. 14 mg Eisen aufgenommen werden.

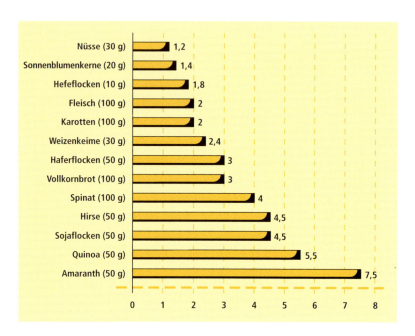

Grafik 22
Hitliste
eisenreicher
Lebensmittel
(Angaben pro
Portion in mg)

Mehr Eisen im Salat: Rösten Sie pro Person 2 EL Sonnenblumenkerne in einer Pfanne auf kleiner Stufe ohne Fett etwas an und streuen Sie die Sonnenblumenkerne über den fertigen Salat.

Anmerkung:
Das Eisen aus tierischen Produkten (Fleisch, Fisch) wird vom Körper ungefähr zweimal besser verwertet, als das Eisen aus pflanzlichen Lebensmitteln. Deshalb sollte man im Ausdauersport auf Fleisch und Fisch nur dann verzichten, wenn konsequent eisenreiche pflanzliche Lebensmittel verzehrt werden. Zudem müssen Aktivatoren für die Eisenaufnahme berücksichtigt und Hemmfaktoren für die Eisenaufnahme ausgeschalten werden.

Mineralreiche Ernährung

Früher ist Spinat als Eisenquelle überschätzt worden: Die früheren Spinatempfehlungen basierten auf einem Analysefehler. Von einem regelmäßigen Spinatverzehr mehrmals pro Woche ist sogar abzuraten, da Spinat Oxalsäure enthält, die sich negativ auf die Kalziumaufnahme auswirkt (siehe Kapitel Osteoporose).

Aktivatoren für die Eisenaufnahme miteinbeziehen

Die Eisenaufnahme aus pflanzlichen Lebensmitteln kann jedoch entscheidend erhöht werden, wenn bei den Mahlzeiten Aktivatoren für die Eisenaufnahme berücksichtigt werden (siehe Grafik 23).

Aktivatoren für eine gute Eisenaufnahme

- Vitamin C zum Essen
  (Orangensaft, Obst, frischer Paprika)
- Sprossen (Keimlinge) zum Salat
- Milchsäure in Molke, Joghurt und Sauerkraut

*Grafik 23
Aktivatoren für eine gute Eisenaufnahme*

Anmerkungen:

Vitamin-C-reiches Essen:

Eisen kommt in pflanzlichen Lebensmitteln hauptsächlich in der dreiwertigen Form vor, die vom Körper nur schlecht aufgenommen wird. Vitamin C wandelt das dreiwertige in das gut verwertbare, zweiwertige Eisen um. Außerdem schwächt Vitamin C die Wirkung des Hemmfaktors Phytinsäure, so dass dadurch eine bessere Eisenversorgung erzielt wird. Trinken Sie deshalb zu jeder Mahlzeit ein Glas Orangensaft und wählen Sie Vitamin-C-reiche Beilagen (Kartoffeln, Paprikasalat, Fenchelsalat) aus.

Zur Verbesserung der Eisenresorption werden Tagesdosen von 500–1200 mg Vitamin C benötigt. Diese Menge erreichen Sie aber erst, wenn Sie pro Mahlzeit jeweils zwei Gläser Orangensaft trinken oder wenn Sie als Dessert zu jeder Mahlzeit immer drei Kiwis essen.

Sprossen:
Ausdauersportler sollten regelmäßig gekeimte Getreidekörner essen, weil die Eisen-Bioverfügbarkeit in den Sprossen durch den Keimungsprozess sehr gut ist. Sprossen können als Beilage zum Salat oder auch als Zwischenmahlzeit verzehrt werden. Achtung: Keimgeräte täglich wässern, um ein Verpilzen zu vermeiden.

Joghurt, Molkegetränke und Sauerkraut
Joghurt, Molkegetränke und Sauerkraut enthalten Milchsäure, die sich ebenfalls günstig auf die Eisenaufnahme auswirkt. Verzehren Sie deshalb diese Lebensmittel regelmäßig.
Molke ist der fettfreie Bestandteil der Milch, der bei der Käseherstellung anfällt. Sauerkraut schmeckt auch roh aus der Dose.

Schalten Sie Hemmfaktoren für die Eisenaufnahme aus

Für einen ausgeglichenen Eisenhaushalt sollten Lebensmittel gemieden werden, die einen hohen Gehalt an Hemmfaktoren für die Eisenaufnahme beinhalten (siehe Grafik 24).

Grafik 24 Hemmfaktoren für die Eisenaufnahme

Hemmfaktoren für die Eisenaufnahme

- Phytinsäure
- Phosphate
- Gerbsäuren
  (schwarzer/grüner Tee, Kaffee)

Mineralreiche Ernährung

Info Phytinsäure:

Phytinsäure kommt in allen Vollkorngetreidesorten sowie auch in Hülsenfrüchten vor. Der wesentlich höhere Eisengehalt von Lebensmitteln aus Vollkorngetreide im Vergleich zu Lebensmitteln aus hellen ausgemahlenen Getreidesorten (siehe Grafik 6) kann der Körper nur dann gut verwerten, wenn diese natürliche Phytinsäure abgebaut wird.

Phytinsäure wird bei der Fermentation von Vollkornbroten abgebaut, was nur bei Sauerteigbroten erreicht wird. Bei einem Vollkornbrot, das ohne Sauerteig gebacken wurde, ist die Phytinsäure noch fast vollständig vorhanden. Somit steht bei Vollkornsauerteigbroten das gesamte Eisen aus dem Getreide zur Verfügung – ein entscheidendes Plus für alle, die auf eine eisenreiche Versorgung besonders achten müssen.

Auch beim Auswachsen von Körnern zu Sprossenkeimlingen und beim längeren Einweichen von Müsli mit Zitronensäure wird Phytinsäure abgebaut. Eine vollkornreiche Ernährung sollte deshalb immer reich an Vitamin C sein.

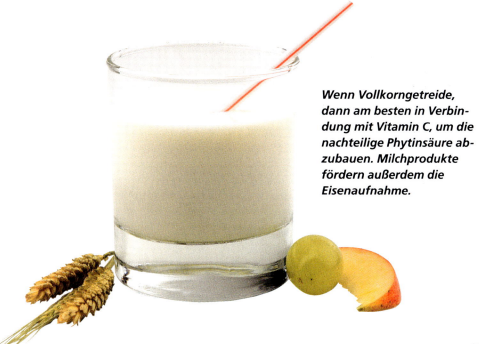

Wenn Vollkorngetreide, dann am besten in Verbindung mit Vitamin C, um die nachteilige Phytinsäure abzubauen. Milchprodukte fördern außerdem die Eisenaufnahme.

So essen Sie sich fit

Anmerkung Phosphate:

Phosphate hemmen nicht nur die Eisen-, sondern auch die Kalziumaufnahme (siehe Baustein 19). Besonders phosphatreich sind Colagetränke. Schränken Sie deshalb den Verzehr von Colagetränken ein. Sollte es Ihnen schwer fallen, darauf zu verzichten, dann trinken Sie Cola zumindest nicht zu den Mahlzeiten.

Anmerkungen Gerbsäuren / Anmerkungen Kaffee

Schwarzer Tee, der länger als 3 Minuten gezogen hat, enthält viel Gerbsäure. Wer gerne schwarzen oder grünen Tee trinkt, sollte deshalb den Tee nur 1-2 Minuten ziehen lassen. Gerbsäuren sind auch im Kaffee enthalten. Wer gerne und regelmäßig Kaffee trinkt, sollte sich angewöhnen, nach dem Essen nicht drei Tassen sondern nur noch eine Tasse Kaffee zu trinken. Die Hemmwirkung kann auch „ins Leere" laufen, wenn der Kaffee nicht zu den Mahlzeiten, sondern auf leeren Magen getrunken wird. Dies ist aber nicht immer magenverträglich.

Die Hemmwirkungen auf die Eisenaufnahme durch Kaffee sind nur bei hohem Kaffeekonsum relevant; bei Verwendung von nur 1-2 Tassen Kaffee pro Tag ist diese Hemmwirkung auf die Eisenaufnahme vernachlässigbar.

Gerbsäuren aus schwarzem oder grünem Tee sowie aus Kaffee haben auch positive Eigenschaften: Sie haben eine stark gegen Viren (Krankheitserreger) gerichtete Aktivität und stärken somit die Abwehrkräfte. Gegen einige Tassen Kaffee oder Schwarztee pro Tag kann somit nichts eingewendet werden.

Beachtet werden muss jedoch der Koffein- bzw. Teein-Gehalt von Kaffee bzw. schwarzem Tee. Die Obergrenze beim Sport liegt bei vier bis sechs Tassen, um keine Doping-Probleme zu bekommen. Die meisten Studien zum Kaffee zeigen einen verbesserten Fettstoffwechsel und einen glykogensparenden Effekt durch das Koffein. Dieser Effekt ist allerdings nur dann ausgeprägt, wenn in den letzten vier Tagen vor dem Wettkampf kein Kaffee getrunken wurde. Nur dann ist eine höhere Koffeinempfindlichkeit garantiert.

Wenn Kaffee vertragen wird, so sind zwei Tassen Kaffee vor einem Wettkampf empfehlenswert, um einen allgemein höheren Erregungszustand und um eine Stimulation von Wachheitsgrad und Stimmungslage zu bekommen. Höhere Dosen (vier

Ein Tässchen Kaffee in Ehren – für eine bessere Eisenaufnahme sollten Sie aber auf eine zeitliche Trennung zwischen Kaffee und „Fitmacher-Frühstück" mit Weizenkeimen achten.

Tassen Kaffee) führen zu Nervosität und Angespanntheit, die sich dann eher negativ auf die Leistungsfähigkeit auswirken, besonders bei Wettbewerben, die eine ruhige Hand erfordern.
Da Kaffee jedoch auch eine entwässernde Wirkung hat, sollte bei lang andauernden Wettkämpfen mit hoher Umgebungstemperatur (Hitzewettkämpfe) auf den Kaffee verzichtet werden, um den Flüssigkeitshaushalt nicht noch stärker zu belasten.

Magnesiumreiche Ernährung – wichtig für den Leistungszuwachs

Versorgungsengpässe treten bei Sportlern häufig auch bei Magnesium auf, da ein hoher Trainingsumfang oder auch Stress höhere Magnesiumausscheidungen bewirken. Magnesium ist Bestandteil von mehr als 300 Enzymen. Deshalb kommt dem Magnesium eine Schlüsselrolle für eine Vielzahl von Abläufen im Körper zu. So ist z. B. Magnesium an der Bildung von Eiweißen beteiligt und wirkt deshalb in der Ruhephase wie eine Zündkerze auf die Körpervorgänge. Magnesium ist somit ein zentrales Mineral für die Erholung und den Leistungsfortschritt. Weitere Funktionen von Magnesium sind der Grafik 25 zu entnehmen.

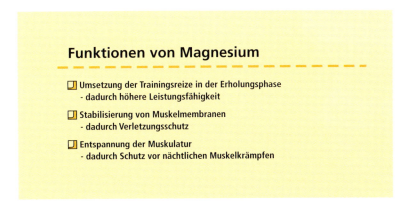

Grafik 25
Funktionen von Magnesium

Während der Magnesiumbedarf bei Nichtsporttreibenden mit ca. 300 mg pro Tag angegeben wird, sollten bei Ausdauersport täglich ca. 500 mg Magnesium aufgenommen werden. Selbst durch eine gezielt ausgewählte magnesiumreiche Kost

So essen Sie sich fit

(siehe Grafik 26) sind 500 mg Magnesium pro Tag auf die Dauer kaum zu erreichen, so dass eine mangelhafte Magnesiumversorgung auftreten kann. Die Symptome eines Magnesiummangels sind in Grafik 27 dargestellt. Bei regelmäßigem Ausdauersport ist eine gezielte Nahrungsergänzung mit Magnesium in der Größenordnung von täglich 200 mg empfehlenswert.

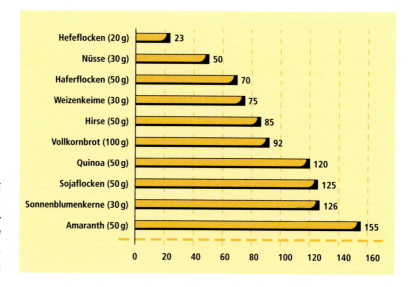

Grafik 26
Hitliste magnesiumreicher Lebensmittel (Angaben pro Portion in mg)

Grafik 27
Symptome einer Magnesium-Unterversorgung

Mineralreiche Ernährung

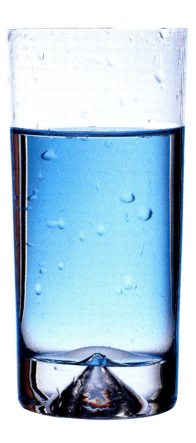

 Achten Sie auf Ihre täglichen Trinkmengen – 3 Liter wären ideal und wenn davon 1,5 l magnesiumreiches Mineralwasser ist, sind Sie auf der sicheren Seite.

Eine Nahrungsergänzung mit ca. 200 mg Magnesium pro Tag in Form einer Brausetablette, einer Kapsel oder in Form eines Sportgetränkes ist deshalb bei regelmäßiger Belastung sinnvoll. Auch Mineralwässer können einen guten Beitrag zur Magnesiumversorgung leisten. Beachten Sie dabei, Mineralwässer mit über 100 mg Magnesium pro Liter auszusuchen.

Zusätzliche Magnesiumversorgung – die richtige Verabreichungszeit ist entscheidend

Zusätzliches Magnesium sollte nach Training und Wettkampf eingenommen werden. Dabei ist zu berücksichtigen, dass eine zusätzliche Magnesiumgabe langfristig über mehrere Wochen erfolgen muss, bevor ein erhöhter Magnesiumspiegel in der Muskulatur festgestellt werden kann. Die in Grafik 25 aufgeführten Funktionen von Magnesium sind erst dann verfügbar, wenn das Magnesium auch in der Muskulatur vorhanden ist.

Kurzfristig verabreichte Magnesiumgaben vor einem wichtigen Wettkampf haben auf die Muskulatur nicht den gewünschten Effekt. Auch während der Belastung zugeführtes Magnesium kann eine zu Krämpfen neigende Muskulatur nicht mehr entspannen, sondern bewirkt häufig nur Magenunverträglichkeiten. Vermeiden Sie deshalb Magnesiumgaben während der sportlichen Belastung.

Denn Muskelkrämpfe während einer großen sportlichen Belastung sind meist kein Magnesiummangel, sondern das Ergebnis einer unzureichenden Trainingsvorbereitung und eines belastungsbedingten Natriummangels. Muskelkrämpfen während der Belastung begegnet man deshalb nicht mit Magnesium, sondern ausschließlich mit Natrium (siehe Baustein 11).

Zink – das zentrale Spurenelement für Ihre Fitness

Obwohl Sportler einen höheren Zinkbedarf haben, wird häufig nicht einmal die für Nichtsportler empfohlene Zufuhr von täglich 15 mg Zink erreicht. Sportler haben einen erhöhten Zinkbedarf von ca. 20 mg, da einerseits ein höherer Zinkverlust über den Schweiß auftritt (ca. 1 mg Zink pro Liter Schweiß), andererseits für die erhöhten regenerativen und immunologischen Prozesse mehr Zink benötigt wird. Auch über den Urin wird bei sportlicher Belastung mehr Zink ausgeschieden.

Auch bei Berücksichtigung zinkreicher Lebensmittel (siehe Grafik 28), ist die Aufnahme von täglich 20 mg Zink kaum zu schaffen, so dass die Zinkversorgung kritisch ist und Versorgungsengpässe auftreten können. Eine ungenügende Zinkversorgung konnte inzwischen auch in mehreren Untersuchungen festgestellt werden.

Bei regelmäßiger Verwendung von Vollkornprodukten ist auf eine hohe Vitamin C-versorgung und auf die Verwendung von Brot mit Sauerteig zu achten. Dadurch wird die in Vollkornprodukten enthaltene Phytinsäure abgebaut, wodurch nicht nur die Eisen-, sondern auch die Zinkaufnahme verbessert wird. Strategien zur Verminderung der Phytinsäure wurden im Kapitel „Eisen" beschrieben.

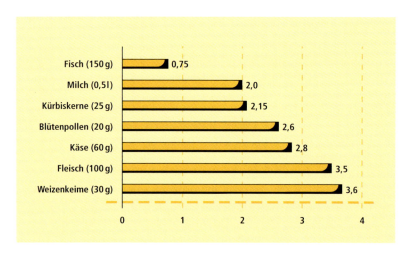

Grafik 28
Hitliste zinkreicher Lebensmittel
(Angaben pro Portion in mg)

Anmerkung Blütenpollen:

Personen mit Allergieneigung sollten mit Blütenpollen vorsichtig sein und mit kleinsten Mengen (Messerspitze) die Verträglichkeit in der pollenarmen Winterzeit zuerst austesten.

Mineralreiche Ernährung

Bedeutung von Zink

Viele Stoffwechselvorgänge sind im Körper zinkabhängig. Deshalb kommt es bei unzureichendem Zinkstatus zu vielfältigen Störungen und Imbalancen. In Grafik 29 sind die wichtigsten Funktionen von Zink aufgelistet. Bei ungenügender Zinkversorgung können all diese Bereiche tangiert sein.

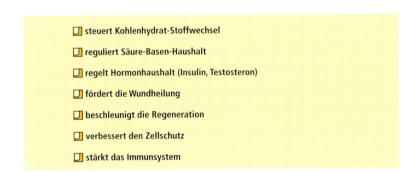

*Grafik 29
Funktionen
von Zink*

Eine tägliche zusätzliche Zinkgabe in Höhe von 5–10 mg Zink wird deshalb bei hohem Trainingspensum von vielen Sportmedizinern als wichtige vorbeugende Maßnahme angeraten, um keine Zinkmangelerscheinungen zu bekommen. Eine deutlich höhere Zinkdosierung im Bereich von täglich 30-80 mg Zink wird bei akuter Grippe empfohlen, um den Grippevirus schneller zu bekämpfen. Eine langfristige Zinkergänzung in dieser hohen Dosierung von täglich 30 bis 80 mg ist jedoch abzulehnen, um die Aufnahme anderer wichtiger Mineralstoffe wie Kupfer und Eisen nicht zu behindern.

 Eine Extra-Portion Zink holen Sie sich mit 3 EL Weizenkeimen – vielleicht als Zwischenmahlzeit mit Joghurt.

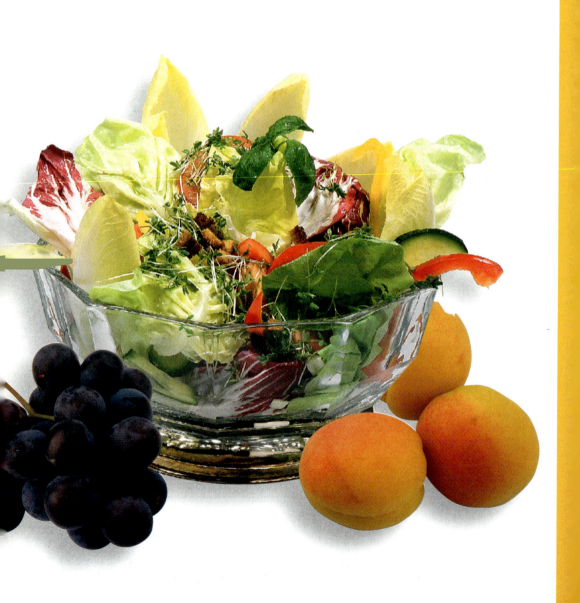

Obst und Gemüse

Baustein 5: Obst, Gemüse und Salat
Verbesserung der Nährstoffversorgung

Obst, Gemüse oder Salat sollten bei keiner Mahlzeit fehlen. Einerseits stecken darin viel Kalium, das für die Kohlenhydrateinlagerung in Muskulatur und Leber benötigt wird, andererseits besitzen sie eine hohe Nährstoffdichte und wertvolle Ballaststoffe. Somit wird durch Obst, Gemüse und Salat die Nährstoffversorgung entscheidend verbessert (siehe Grafik 30). Amerikanische Wissenschaftler fordern täglich fünf Portionen Obst und Gemüse zu verzehren, wobei eine Portion einem Apfel oder einer Karotte entspricht (amerikanische Empfehlung „take five"). Take five realisieren Sie problemlos, wenn Sie sich angewöhnen, bereits zum Frühstück zwei Obststücke und zum Mittagessen zwei Gemüseportionen (z. B. eine Tomate und einen Paprika) zu essen.

Inhaltsstoffe	Bedeutung/Wirkung
Ballaststoffe	anregende Wirkung auf die Darmtätigkeit, Kräftigung der körpereigenen, gesunden Darmflora
Vitamine, Mineralien	Verbesserung der Nährstoffversorgung
Sekundäre Pflanzenstoffe	krebs- und entzündungshemmend, antimikrobiell, immunstärkend, Cholesterinspiegel senkend

Grafik 30
Obst, Gemüse und Salat, die wertvollen Inhaltsstoffe

TIPP *Packen Sie sich jeden Tag ein Stück Obst und Gemüse (z. B. eine Paprikaschote oder eine Karotte) als Zwischenmahlzeit ein.*

Bedeutung der sekundären Pflanzenstoffe in Obst, Gemüse und Salat

Die Erforschung der gesundheitsfördernden sekundären Pflanzenstoffe ist eine sehr junge Forschungsrichtung. Beispiele für sekundäre Pflanzenstoffe gegen Krebs und zur Stärkung des Immunsystems sind in Grafik 31 aufgelistet. Sekundäre Pflanzenstoffe wirken auch blutverdünnend und schützen somit vor einer Thrombose (Knoblauch). Außerdem wirken sekundäre Pflanzenstoffe entzündungshemmend, zellschützend (Flavonoide) und Cholesterinspiegel senkend (Phytosterine). Pflanzliche Lebensmittel sollten Sie deshalb verstärkt in Ihre Ernährungsgestaltung miteinbeziehen.

Grafik 31 Vorkommen wesentlicher sekundärer Pflanzenstoffe

Wirkung gegen Krebs = antikanzerogene Wirkung	Carotinoide	Gemüse, Obst
	Phytosterine	Getreide, Gemüse, Obst
	Flavonoide	Gemüse, Obst
	Protease-Inhibitoren	Hülsenfrüchte, Getreide, Kartoffeln
	Senföle	alle Kohlarten, Zwiebelgewächse, Kresse, Meerrettich
	Phenolsäuren	Kaffee, schwarzer Tee, Obst, Getreide, Kartoffeln
	Indole	alle Kohlarten
	Monoterpene	Zitrusfrüchte, Kümmel
Wirkung gegen Bakterien und Viren dadurch Stabilisierung des Immunsystems = antimikrobielle Wirkung	Allicin	Knoblauch
	Alkyl-Cystein-sulfoxide	Zwiebelgewächse
	Senföle	alle Kohlarten, Zwiebelgewächse, Kresse, Meerrettich

Wie Grafik 31 zeigt, kann man Obst, Gemüse und Salat nicht durch synthetische Vitamin- und Mineralpräparate ersetzen, denn diese enthalten nicht die Fülle gesundheitsfördernder Inhaltsstoffe.

Antioxidantien in der Sporternährung

Durch den höheren Stoffwechsel entstehen beim Sport auch verstärkt schädigende Substanzen. Diese sogenannten freien Radikale sind sehr reaktionsfähig gegenüber anderen Molekülen. Dadurch werden körpereigene Strukturen wie z. B. Membranen von Blutgefäßen, Sehnen und Bändern oder Muskelzellen angegriffen, oxidiert und damit beschädigt.

Der Körper ist in der Lage, diese zellschädigenden Substanzen durch körpereigene Enzyme abzupuffern und abzubauen, und somit die negativen Auswirkungen der freien Radikale einzuschränken. Diese körpereigenen schützenden Enzyme sind trainierbar: Bei hoher sportlicher Belastung mit entsprechend hoher Radikalbildung bilden sich auch die zellschützenden antioxidativen Enzyme (siehe Grafik 32) verstärkt aus.

Die Enzyme Glutathionperoxidase und Glutathion sind dabei selenabhängig, funktionieren also nur bei ausreichender Selenversorgung über die Ernährung. Leider sind unsere Böden meist selenverarmt, so dass die meisten Lebensmittel keinen nennenswerten Selengehalt mehr aufweisen. Einen nennenswerten Selengehalt haben nur noch Nüsse, insbesondere Pistazienkerne und Kamut-Urweizen. Diese Lebensmittel werden deshalb in der Sporternährung besonders empfohlen. Kamut-Weizen gibt es in Reformhäusern und Bioläden. Neben dem hohen Selengehalt zeichnet sich Kamut-Urweizen auch durch seine Allergenarmut aus, weshalb er auch bei Nahrungsmittelallergien eingesetzt wird.

Unterstützung des enzymatischen Zellschutzes durch Ernährung

Einen optimalen Zellschutz bewirken im Körper nicht nur die zellschützenden Enzyme, sondern auch die Vitamine C, E, ß-Carotin sowie das Spurenelement Selen (siehe Grafik 32). Besonders bei Laufanfängern und in Phasen, in denen das Trainingspensum sprunghaft erhöht wird, ist die enzymatische Zellschutzwirkung der Radikalbelastung noch nicht angepasst. Achten Sie besonders in diesen Phasen auf eine Ernährung mit vielen Zellschutzfaktoren. Das erreichen Sie durch einen hohen Obst- und Gemüseverzehr.

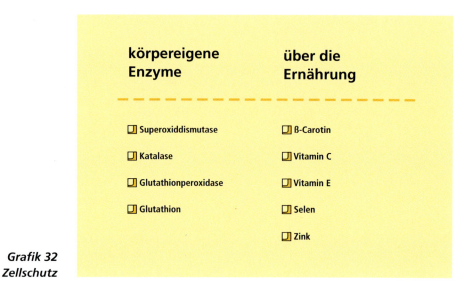

Grafik 32
Zellschutz

In Abschnitten, in denen das Training stark intensiviert wird, empfiehlt sich die Anreicherung der Ernährung durch zusätzliche zellschützende Vitamine und Spurenelemente. Auch bei erhöhter Infektanfälligkeit, nach Verletzungen und bei geringem Obst- und Gemüseverzehr bewähren sich therapeutisch zusätzliche Vitamine und Spurenelemente. Die Bedeutung einer guten Versorgung mit Zellschutzfaktoren ist in Grafik 33 aufgeführt.

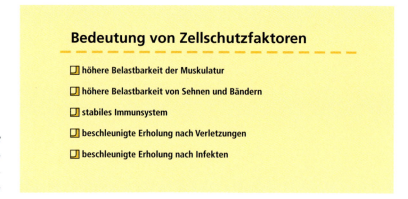

Grafik 33
Bedeutung von Zellschutzfaktoren

Obst, Gemüse und Salat

In Grafik 34 sind die täglichen Lebensmittelmengen aufgelistet, die notwendig sind, um einen wirksamen Zellschutzeffekt zu bekommen. Den therapeutisch notwendigen Bedarf an Vitamin E kann man nur über ein entsprechendes Nahrungsergänzungspräparat oder Arzneimittel decken. Auch bei Selen und Zink kann die erforderliche Mindestmenge für einen effektiven Zellschutz auf die Dauer über Nahrungsmittel kaum erreicht werden. Deshalb ist eine tägliche Nahrungsergänzung über ein Präparat oder über ein Sportgetränk, das mit Selen bzw. Zink angereichert ist, empfehlenswert.

Zellschutz-faktoren	therapeutisch wirksame Dosis	Mindestdosis enthalten in
ß-Carotin	5 - 10 mg	500 g Tomaten oder 375 g Karotten
Vitamin C	300 - 500 mg	0,7 l Orangensaft oder 400 g Kiwi
Vitamin E	60 - 400 mg	250 g Weizenkeime oder 250 g Mandeln
Selen	100 - 200 µg	110 g Kamut-Urweizen oder 1,5 kg Pistazien
Zink	15 - 30 mg	120 g Weizenkeime

*Grafik 34
Zellschutz und Essgewohnheiten*

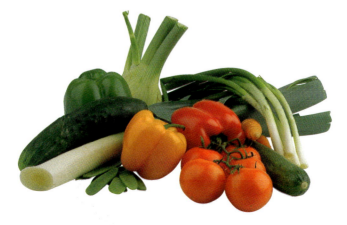

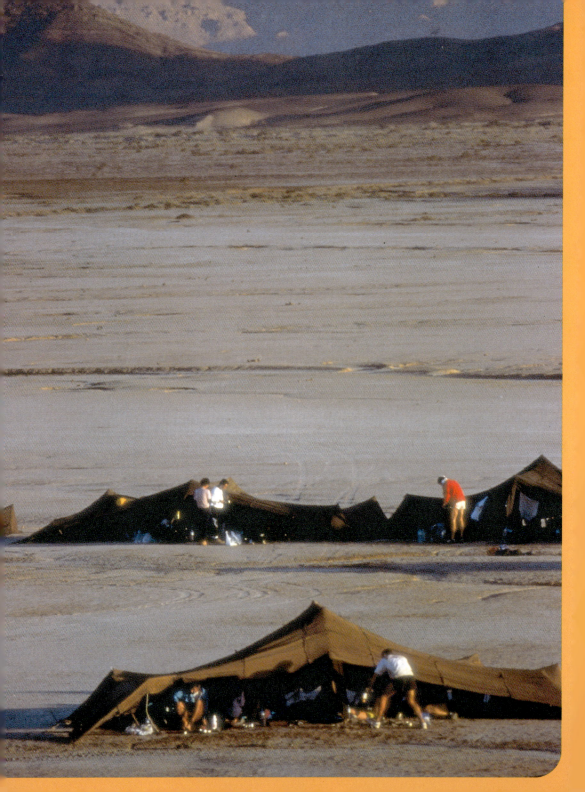

So werden Sie körperlich fit

Groß sind die Veränderungen für unser körperliches Wohlbefinden, die das neue Informationszeitalter mit sich gebracht hat. Wir arbeiten fast nur noch im Sitzen, und das Wort körperliche Arbeit ist zusehends negativ besetzt. Die sogenannten Zivilisationskrankheiten lassen sich durch Sport nicht nur vermeiden, sondern können bis zu einem gewissen Punkt sogar rückgängig gemacht werden. Das richtige Trainingsprogramm ist das A und O körperlicher Fitness. Sportliche Vielseitigkeit ist Trumpf! Wie Sie Ihr Trainingsprogramm individuell aufbauen, erfahren Sie im Folgenden.

Baustein 6: Aktivität und Schonung

Mit der Mobilität sinkt die Beweglichkeit

Über Hunderttausende von Jahren, vermutlich Jahrmillionen, hat sich der Mensch zu dem Lebewesen entwickelt, welches heute die Erde auf dramatische Weise verändert, stärker jedenfalls, als das jemals zuvor in der Geschichte unseres Planeten der Fall war.

Auch das direkte Umfeld des Menschen hat sich gewandelt, in entscheidender Form allerdings erst seit ca. 150 Jahren. Die industrielle Revolution sorgte seit der Mitte des 19. Jahrhunderts für tiefgreifende soziale Einschnitte mit gleichermaßen bedeutenden Auswirkungen auf das Leben der Menschen. Zu einer Gesellschaft der Bauern und Handwerker trat der Arbeiterstand hinzu, der sich körperlich schwerer, vor allem aber in vielen Fällen einseitiger Arbeit unterziehen musste.

Noch größer sind allerdings die Umwälzungen, die das elektronische Zeitalter in unseren Tagen mit sich gebracht hat. Körperliche Arbeit ist weitgehend passè, allenthalben entstehen Sitz-Arbeitsplätze, der Anteil körperlicher Arbeit am Bruttosozialprodukt ist kontinuierlich rückläufig. Lag er 1850 noch bei 99%, entfal-

len auf diesen Bereich heute noch ca. 5–7%. Körperliche Arbeit wird sogar zunehmend diskreditiert. Bei Befragungen deutscher Jugendlicher nach ihren Lebenszielen wird deutlich, dass die Wertschätzung der Arbeit ständig sinkt.
Aber nicht nur im Arbeitsleben, auch im gesellschaftlichen Leben greift das Sitzen – und damit auch das Streben nach Entspannung, Erholung, Entlastung – immer mehr um sich. Sitzen auf Sesseln oder Stühlen ist, das sollte man wissen, eine Erfindung der Neuzeit. Viele Kulturen, insbesondere natürlich viele Naturvölker, kennen Sitzmöbel nicht. Das bedeutet, dass ihnen auch die meisten Zivilisationskrankheiten unbekannt sind. Rückenschmerzen beispielsweise, aber auch Stoffwechsel-Erkrankungen wie Diabetes mellitus (Zuckerkrankheit), erhöhte Blutfett- und Cholesterinwerte und natürlich auch die Häufung von Herzinfarkten und Schlaganfällen, die ja in den Industrienationen etwa 50 % aller Todesursachen ausmachen.

Keineswegs sollte daraus der Schluss gezogen werden, dass nur „Aussteiger" sich eine stabile Gesundheit sichern können. Und auch Asketen- oder gar Eremitentum sind keineswegs am Platz, wenn es um den sinnvollen und verantwortungsbewussten Umgang mit dem eigenen Körper und dem modernen Lebensstil geht. Aber es schadet andererseits auch nicht, sich Gedanken darüber zu machen, welche Konsequenzen man aus alarmierenden Entwicklungen ziehen sollte.

Schon in der 60er und 70er Jahren fanden Wissenschaftler heraus, dass Bewegung ein wesentlicher Schutzfaktor gegenüber Herzinfarkt und Schlaganfall sein kann. Der Begriff der Managerkrankheit brachte ihre Beobachtungen auf den Punkt: ständiges Sitzen und psychischer Stress gefährden unsere Gesundheit.

Steigern Sie Ihren Kalorienverbrauch!

Wenn der Organismus der für ihn funktionserhaltenden, ja lebensnotwendigen Bewegung nicht im Rahmen der alltäglichen Routine ausgesetzt ist, müssen zu diesem Zweck zusätzliche Freiräume im Tagesablauf geschaffen werden. Bewegung tut not! Heute kann das Absinken des täglichen Kalorienverbrauchs unter ein lebensnotwendiges Minimum beobachtet werden, und gerade darauf führen die Wissenschaftler viele der zivilisationsbedingten Organerkrankungen zurück. Sie haben nachgewiesen, dass eine Steigerung des Kalorienverbrauchs um lediglich 500 kcal pro Woche bereits einen deutlichen vorbeugenden Effekt entfaltet. Diese Beobachtung führt nicht zwangsläufig zu der Konsequenz, dass der oder die Betreffende Sport treiben muss.

Aktivität und Schonung

Vielmehr geht es darum, den für Lebewesen notwendigen Rhythmus zwischen Aktivität und Schonung, zwischen Belastung und Regeneration aufrecht zu erhalten (oder – in vielen Fällen – wieder einzuführen). Körperliche Aktivität wirkt funktionserhaltend in vielfacher Hinsicht. Inaktivität bedeutet Leistungsabbau, Funktionsverlust, vorzeitige Alterung in geistiger und körperlicher Hinsicht. Nicht nur die moderne Schulmedizin kommt durch groß angelegte Studien zu diesem Schluss, auch Jahrtausende alte Kulturen haben ihre Heilmethoden auf dieser Basis errichtet. So beruht der Gesundheitsbegriff in der Traditionellen Chinesischen Medizin auf dem energetischen Gleichgewicht zwischen Yin und Yang, die chinesische Diättherapie auf einer Ausgewogenheit zwischen warm und kalt.

Für den Menschen im 3. Jahrtausend unserer Zeitrechnung folgt daraus, dass er den Tendenzen der modernen Technologien (Kommunikation, Transport/Verkehr), körperliche Bewegung in jeder Form überflüssig zu machen etwas entgegensetzen muss. Zum Beispiel regelmäßige Bewegung, die durchaus in den alltäglichen Ablauf eingebaut werden kann. Treppensteigen, kurze Wegstrecken zu Fuß statt mit dem Auto zurücklegen, die Mittagspause nicht nur zum Essen, sondern auch für einen kleinen Spaziergang nutzen, ja sogar den Mitarbeiter im benachbarten Büro persönlich aufsuchen und nicht nur per Telefon Rücksprache halten – all das trägt zur Erhöhung des Grundumsatzes und damit zur Sicherung der Gesundheit bei.

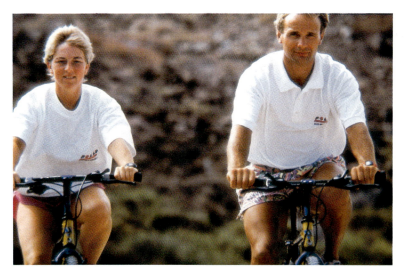

Gerade der unbewegte Kopfarbeiter muss dafür Sorge tragen, dass er sich häufiger bewegt, um somit seinen Grundumsatz zu erhöhen.

So werden Sie körperlich fit

Sport leistet in dieser Hinsicht allerdings viel mehr. Durch Sport lassen sich die beschriebenen Zivilisationskrankheiten fast einhundertprozentig vermeiden, ja sogar bis zu einem gewissen Grade wieder rückgängig machen. Die Wahrscheinlichkeit eines Herzinfarktes wurde bei 40- bis 50-jährigen Männern durch ein Training, bei dem wöchentlich 1500 bis 2000 kcal verbraucht wurden, um 50% vermindert. Selbst bei 70- bis 80-jährigen Menschen scheint es möglich, das Leben durch dosierte Bewegung um einige Jahre zu verlängern.

Vielseitigkeit ist Trumpf

In zweiter Linie wichtig ist die Frage, welcher Sport sich am besten eignet. Darauf muss mit einer Gegenfrage reagiert werden: Welchem Zweck soll der Sport dienen? Wenn es um Herz und Kreislauf, Stoffwechsel und Organsysteme geht, ist zweifellos Ausdauertraining (siehe Baustein 7) die geeignete Maßnahme. Sollen aber der Rücken und die Gelenke geschützt werden, müssen Kraft und Beweglichkeit verbessert werden (siehe Baustein 8 und 9).

Am besten ist sicherlich eine Kombination von beidem, die sportliche Vielseitigkeit voraussetzt. Wie immer gleicht der Sport hier dem „richtigen" Leben, das ja auch nicht einseitig-eingleisig verläuft. Der Ausdauersportler tut gut daran, regelmäßiges Krafttraining und Stretching zur Erhaltung seiner Fähigkeiten in den Trainingsprozess einzubauen. Dem Kraftsportler hingegen schaden einige Ausdauerbelastungen, die Herz und Kreislauf gegen die Anforderungen der oft enormen Muskelmasse schützen, gar nichts. Ganz im Gegenteil.

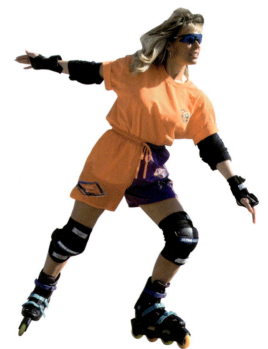

Aktivität und Schonung

Periodisierung – Trainingsgeheimnis der Top-Athleten

Wie schafft es Jan Ulrich, trotz Übergewicht im Winter immer rechtzeitig zur Tour de France (oder Vuelta España) im Form zu kommen? Wie ist es zu erklären, dass bei den Olympischen Spielen traditionell viele Schwimmweltrekorde gebrochen werden? Wie stellen es die Großen der Zunft an, immer wieder dann besonders stark zu sein, wenn es besonders zählt? Nicht allein mit spezieller Konzentration, außergewöhnlich guter Konkurrenz oder begeisterungsfähigem Publikum.

Der konsequente, zielstrebige Trainingsaufbau hin zum Saisonhöhepunkt, an dem alles stimmen soll, ist die Erklärung für viele Rekorde und Medaillen. Spitzenleistungen sind immer von langer Hand vorbereitet und sind das Ergebnis unzähliger Trainingsstunden, die in ihren Inhalten oft weit von der eigentlichen Sportart abweichen. Wer erwartet schon, einen Profi-Radrennfahrer oder Marathonläufer im Kraftstudio unter Body-Buildern anzutreffen? Oder Dieter Baumann beim Aqua-Jogging (Deep Water Running)?

Die Periodisierung beinhaltet folglich nicht nur, dass Häufigkeit, Umfang und Intensität des Trainings in der Spezialdisziplin saisonbedingt unterschiedlich ausfallen, sondern auch den Einsatz ergänzender bzw. komplementärer Trainingsformen zum richtigen Zeitpunkt. Heile Gebrselassie wird selbstverständlich nicht am Abend vor einem Weltrekordversuch im Fitness-Studio Gewichte stemmen. Aber im Winter, fern jeglicher internationalen Wettkämpfe, wird Krafttraining – in welcher Form auch immer – ihm helfen, seine Sprintfähigkeit in der letzten Runde zu erhalten bzw. noch zu verbessern und nicht zuletzt auch Verletzungen vorzubeugen.

Die Periodisierung beginnt mit der Definition des Trainingsziels (beispielsweise dem New York Marathon) und dem damit verbundenen Zeitpunkt (erstes November-Wochenende). Lässt man sich bis zu diesem Ereignis mehrere Jahre Zeit, wird der Aufbau im Rahmen eines sog. Makrozyklus erfolgen. Handelt es sich um eine Vorbereitungszeit von ca. einem Jahr, wird man in einem Mesozyklus planen. Für einen Marathonlauf könnten das beispielsweise 10 oder 11 Monate sein, also sollte der Trainingsbeginn auf Anfang Dezember oder Anfang Januar gelegt werden. Diese Zeitspannen würden es erlauben, sich mehrere Jahre hintereinander immer wieder neu auf denselben Wettkampf einzustellen.

Nach dem New-York-Marathon 2000 würde also ein Monat der Regeneration eingeplant, dann wird der Blick auf den New-York-Marathon 2001 gerichtet.

Die erste Phase der Periodisierung ist die erste Vorbereitungsphase, in der vor allem die Grundlagenausdauer verbessert werden soll. Also häufige, umfangreiche, aber nicht zu intensive Läufe. Dabei sollte schon recht bald ein längerer, betont ruhiger Lauf eingebaut werden, dessen Dauer – vielleicht beginnend mit 1 $\frac{1}{2}$ Stunden – nach und nach gesteigert wird. Der Sonntagmorgen eignet sich dazu in der Regel sehr gut, vielleicht lässt sich eine kleine Gruppe finden, dann geht die Zeit viel schneller vorbei.

Gleichzeitig eignet sich diese Zeit aber auch dazu, andere Qualitäten zu trainieren – gerade ein regelmäßiges Krafttraining ließe sich hier gut unterbringen. Zwei, gelegentlich durchaus sogar drei Krafttrainingseinheiten pro Woche, z.B. in Form eines Circuittrainings mit verschiedenen Stationen (Übungen), um die Kraft möglichst vieler Muskelgruppen zu steigern.

Der Ausdauersportler nähert sich bei einer derartigen Trainingsplanung seiner maximalen Leistungsfähigkeit von zwei Seiten.

Nach drei Monaten (Anfang März) beginnt die zweite Vorbereitungsperiode. Der Umfang des Ausdauertrainings wird weitgehend beibehalten, es werden aber auch intensivere Trainingseinheiten eingebaut, z.B. in Form von extensivem Intervalltraining (Intervalltraining mit hohem Umfang, hohen Wiederholungszahlen, kurzen Pausen, eher geringer Intensität) oder Fahrtspiel. Hierbei handelt es sich um eine besondere Form des Dauerlaufs, bei der das Tempo nach einem zeitlichen Regime (z.B. 1-3-5-7-5-3-1 min) oder in Anpassung an die Geländeformen variiert wird. Um Überschneidungen mit dem Krafttraining zu vermeiden, können Circuittraining und Intervalltraining bzw. Fahrtspiel abwechselnd durchgeführt werden (z.B. im wöchentlichen Wechsel).

Der Sonntagmorgenlauf darf jetzt schon 2 bis 2 $\frac{1}{2}$ Stunden dauern – aber in ruhigem Tempo!

Es spricht nichts dagegen, in dieser Phase, die bis etwa Ende Mai andauert, den einen oder anderen Aufbauwettkampf zu bestreiten. Wenn es Spaß macht, durchaus auch einen Marathonlauf. Allerdings muss man sich darüber im klaren sein, dass die Leistungsfähigkeit vermutlich noch nicht optimal sein wird.

Der nächste Schritt folgt in der ersten Wettkampfperiode. Zwischen Juni und August werden die Intervallprogramme intensiver, die Umfänge etwas geringer, die Pausen länger. Wettkämpfe gehören jetzt zum fest eingeplanten Repertoire, allerdings kein Marathonlauf mehr – da wäre der Abstand zum Zielwettkampf zu gering! Krafttraining wird nur noch zur Erhaltung, beispielsweise einmal pro Woche, durchgeführt. Das heißt auch, dass hier keine Verbesserungen mehr angestrebt werden.

Der Gesamtumfang des (Lauf-)Trainings kann erstmals leicht reduziert werden, zum Beispiel durch eine Verminderung um ein oder zwei Trainingseinheiten pro Woche.

Die letzte, „heiße" Phase der Marathonvorbereitung (zweite Wettkampfperiode) beginnt Anfang September. Jetzt sind noch 2 Monate Zeit. Der Gesamttrainingsumfang wird nochmals reduziert, nicht allerdings die Dauer der Läufe am Sonntagmorgen, die mittlerweile über 2 bis 3 Stunden durchgeführt werden, immer noch in ruhigem Tempo. Krafttraining steht nicht mehr auf dem Programm, dafür jedoch Intervalltraining (Tempoläufe) im angestrebten Renntempo oder sogar ein kleines bisschen schneller. Je nach Leistungsfähigkeit sollten die Streckenlänge und – wiederum davon abhängig – die Anzahl der Wiederholungen ausgewählt werden, z. B. 3 x 5 km im Renntempo (Pausen je 5–8 min) oder auch 10–12x 1000 m, Laufgeschwindigkeit 5–10 Sekunden schneller als Renntempo (Pausen 2–3 min).

Besonders wichtig sind die letzten 2 Wochen vor dem Wettkampf. Jetzt, da langsam die Nervosität vor dem Rennen einsetzt, werden oft Fehler gemacht. Vor allem der Wunsch, sich selbst noch einmal zu bestätigen, dass man in guter Form ist, verleitet dazu, in dieser Phase zu umfangreich oder zu intensiv zu trainieren, gar nicht selten sogar beides.

Prinzipiell muss man sich darüber im Klaren sein, dass in den letzten zwei Wochen durch Training (!) nichts mehr verbessert, sehr wohl aber zerstört werden kann. Diese Zeit zur aktiven Regeneration zu nutzen, kann hingegen Verbesserungen von einigen Minuten im Wettkampf einbringen. Also: in diesen beiden Wochen wird nur noch bewegt, nicht mehr trainiert! Auch der Sonntagslauf wird verkürzt, z.B. auf 1–1 $\frac{1}{2}$ Stunden in ruhigem Tempo. Ruhetage sollten eingebaut werden, auch (oder gerade), wenn man sie sonst nicht im Trainingsplan stehen hat.

Dieses Vorgehen hat einerseits zum Ziel, dem Organismus (Körper und Geist) Zeit zum Auftanken zu geben. Nichts ist frustrierender, als gehetzt, erschöpft, ausgebrannt am Start eines Wettkampfes zu stehen, auf den man sich lange vorbereitet (und gefreut!) hat. Apropos Freude: Durch die deutliche Verminderung der Trainingsumfänge entziehen wir uns natürlich auch ganz bewusst unser Lebenselixier, das Laufen. Dieser psychologische Kunstgriff erhöht die gespannte Erwartung auf den Wettkampf, auf das Rennen, in dem wir endlich wieder unserer liebsten Freizeitbeschäftigung nachgehen dürfen.

Diese selbstverständlich nur exemplarisch skizzierte Trainingsplanung in Vorbereitung auf einen Marathonlauf soll verdeutlichen, dass nicht die Devise „Gelobt sei, was hart macht!" die Basis moderner Trainingsplanung darstellt. Es geht vielmehr um eine harmonische Mischung aus Belastung und Regeneration, die zwar einem Konzept folgt, aber auch stets Raum zur Reaktion auf Schwankungen der Befindlichkeit oder des Gesundheitszustands lässt. Die Beanspruchungen im Training genauso berücksichtigt wie berufliche oder familiär-soziale Belastungen. Und die abhängig von der Entwicklung der Leistungsfähigkeit jederzeit variierbar ist, nach oben wie auch nach unten.

Psychologische Aspekte körperlicher Aktivität

Nicht nur der Körper, auch die Seele profitiert von Sport und Bewegung. Es ist völlig natürlich, dass ein besserer körperlicher Trainingszustand zu mehr Selbstvertrauen und mehr Sicherheit im Umgang mit sich selbst aber auch mit anderen Menschen führt. Eine stabile Gesundheit, auf die man sich auch verlassen kann, wenn andere beispielsweise von der Grippewelle heimgesucht werden, trägt genauso dazu bei wie ein athletisches Äußeres und eine gute Körperhaltung.

Darüber hinaus weiß man heute aber auch, dass regelmäßiges Ausdauertraining eine stimmungsaufhellende Wirkung hat. In einer im Jahre 1999 veröffentlichten Studie konnte nachgewiesen werden, dass das Training auf die Psyche genauso ausgeprägt wirkt wie die zu diesem Zweck eingesetzten Medikamente – und das ohne unerwünschte Nebeneffekte!

Viele Menschen wissen um diese Bedeutung des Trainings und finden darin die Motivation zu höheren Leistungen auch in anderen Bereichen des täglichen Lebens, z.B. im Beruf. Wer nach wenigen Wochen spürt, wie nachhaltig der tägliche Dauerlauf von 30–40 min die Leistungskraft steigert, den Schlaf reguliert, die Konzentration verbessert und auch das subjektive Befinden auf eine viel höhere Stufe hebt, wird sich bald nicht mehr vorstellen können, wie er ohne diese (absolut gesunde!!) Droge ausgekommen ist.

Bewegung ist gesund, daran zweifelt heute kein Fachmann mehr. Oder umgekehrt formuliert: Wer die Bedeutung der Bewegung für den Menschen in unserer Zeit nicht kennt und schätzt, ist kein Fachmann.

Für sich selbst – das muss das Ziel der Bewegung sein – sollte jeder zum Fachmann Nr. 1 werden. Dabei helfen eigene Erfahrungen wie auch objektive Daten, die beispielsweise mit Hilfe moderner Testverfahren (Herzfrequenzmessung, Lactatbestimmung, Laborkontrollen usw.) dazu beitragen, unser Gefühl für den eigenen Körper zu justieren. Nicht, um von Messungen und Daten abhängig zu werden, sondern vielmehr, um sie überflüssig zu machen. Um eigenes Empfinden so zu schulen, dass die Zwiesprache mit dem Organismus intensiver, sicherer, erfolgreicher wird. Letztlich also, um in der Zeit der Technologie wieder ein wenig Ursprünglichkeit zurückzugewinnen. Den eigenen Körper zu verstehen ist eine Form der Lebenserfahrung, die alle beherrschen sollten, die aber leider nur noch wenigen gelingt. Sport und Bewegung können dazu der Schlüssel dazu sein.

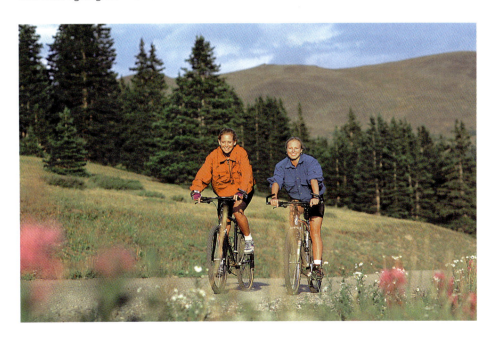

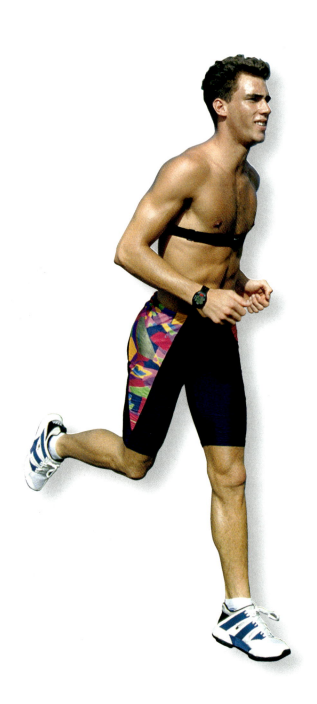

Baustein 7: Lebenselixier Ausdauer

Grundlagen der Ausdauer

Ausdauer – man könnte sie auch des Menschen „vergessene Fähigkeit" nennen. Seit Jahrhunderten, aber noch nie so erfolgreich wie in unserem modernen Zeitalter, bemühen sich die Menschen, die Ausdauer überflüssig zu machen. Und heutzutage haben viele Menschen es fast geschafft. Die durchschnittliche Belastungsdauer bei anstrengenden körperlichen Aktivitäten liegt bei Mitteleuropäern und Nordamerikanern mittlerweile bei etwa 15 Sekunden. Alles, was darüber hinaus geht, wird von Maschinen und Apparaten erledigt. Automobil, Eisenbahn und Flugzeug bringen uns in Windeseile überall hin. Für eine Pilgerreise von Deutschland nach Santiago de Compostela an der Westküste Spaniens benötigten die Gläubigen im Mittelalter ein Jahr – und natürlich noch einmal denselben Zeitraum, um wieder zurück zu kommen. Per Flugzeug wird das heute in 2–3 Stunden erledigt. Charter statt Chartres – dessen Kathedrale ein wichtiger Meilenstein auf dem (Fuß)weg zum Grab des heiligen Jacobus war.

Ausdauer hat unseren Vorfahren über viele Jahrtausende die Möglichkeit eröffnet, große Distanzen zurückzulegen, wenn die Lebensbedingungen (Trockenheit, Kälte) dies erforderten, so wie es Nomaden noch heute tun: Tiere über Stunden und Tage zu jagen und – wenn sie ermüdet waren – auch zu erlegen. Und Ausdauer war – im übertragenen Sinne – auch die Grundlage für die Entwicklung der modernen Zivilisationen, denn sie war unverzichtbar bei der Domestizierung von Tieren, bei der Kultivierung von Nutzpflanzen, bei der Entwicklung von Geräten und Werkzeugen.

Dementsprechend hat sich der menschliche Organismus auf Ausdauerleistungen nicht nur eingestellt, er hat sie in seinem Funktionssystem unauslöschlich und unersetzlich verankert. Ausdauer wirkt daher ständig in unserem Leben mit, ohne dass wir uns dessen bewusst sind. Man könnte sogar formulieren, dass die Ausdauer – je nachdem, ob wir ausdauerleistungsfähig sind oder nicht – unser Leben in hohem Maße bestimmt.

So werden Sie körperlich fit

- Ausdauertraining wirkt stressabbauend. Der Ausdauertrainierte kommt mit weniger Adrenalin aus als der Untrainierte, auf diese Weise schützt er seinen Organismus vor „unerwünschten Nebenwirkungen" dieser Substanzen. Und Stress ist ja bekanntermaßen eine wesentliche Ursache für Herzinfarkt bzw. Schlaganfall.
- Das Kreislaufversagen, welches im Herzinfarkt seinen akuten Super-GAU findet, ist heute in den Industriestaaten die Todesursache Nr. 1. Verschiedene Ursachen spielen bei der zunehmenden Verengung der Blutgefäße eine Rolle (die erhöhten Blutfettwerte, u.a. Cholesterin, hohe Homocysteinwerte, der Bluthochdruck, das Zigarettenrauchen und andere mehr), praktisch alle lassen sich durch regelmäßiges, dosiertes Ausdauertraining beeinflussen. Will man es auf einen Nenner bringen, so könnte man die verbesserten Blutfließeigenschaften in den Mittelpunkt stellen. Das Blut selbst wird „dünnflüssiger", der Durchmesser der Blutgefäße größer. Insofern erhöht sich die Sicherheitszone bis zum akuten Gefäßverschluss um ein Mehrfaches.

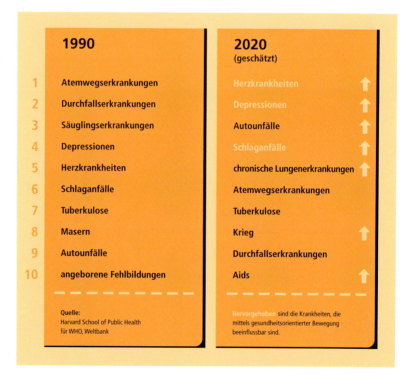

Die zehn häufigsten Todesursachen der Welt

	1990	2020 (geschätzt)
1	Atemwegserkrankungen	Herzkrankheiten ↑
2	Durchfallserkrankungen	Depressionen ↑
3	Säuglingserkrankungen	Autounfälle ↑
4	Depressionen	Schlaganfälle ↑
5	Herzkrankheiten	chronische Lungenerkrankungen ↑
6	Schlaganfälle	Atemwegserkrankungen
7	Tuberkulose	Tuberkulose
8	Masern	Krieg ↑
9	Autounfälle	Durchfallserkrankungen
10	angeborene Fehlbildungen	Aids ↑

Quelle: Harvard School of Public Health für WHO, Weltbank

Hervorgehoben sind die Krankheiten, die mittels gesundheitsorientierter Bewegung beeinflussbar sind.

> **Komplikationen des Diabetes mellitus Typ II**
>
> - Diabetes mellitus Typ II (Altersdiabetes) ist eine der Hauptursachen für Herzinfarkt und Schlaganfall
> - Wegen Diabetes mellitus müssen in Deutschland jährlich ca. 4000 Menschen neu an die Dialyse (künstliche Niere)
> - Wegen Diabetes mellitus erblinden in Deutschland jährlich ca. 7000 Menschen
> - Wegen Diabetes mellitus werden in Deutschland jährlich ca. 28.000 Menschen amputiert
>
> Quelle: nach Bretzel und Tschöpe: Ärztliche Praxis (1997)

Komplikationen des Diabetes mellitus Typ II

- Ausdauertraining wirkt vorbeugend gegen Diabetes mellitus (Zuckerkrankheit) Typ II, also diejenige Erscheinungsform dieser („Mode"-)Erkrankung, die vorwiegend im Alter auftritt. Im ganzen Körper entstehen stets neue Rezeptoren für das Hormon Insulin, welches bei dieser Krankheit – und im Energiestoffwechsel schlechthin – eine Schlüsselrolle einnimmt.
- Ausdauerbelastungen wirken antidepressiv, da sie den Körper zur Ausschüttung von Hormonen anregen, die unsere Stimmung aufhellen und Aktivität fördern.
- Ausdauerbelastungen unterstützen die Abwehrkräfte des Organismus, indem sie die Zellen und Wirkstoffe des Immunsystems aktivieren. Der Kampf gegen Parasiten, Bakterien und Viren war in der Menschheitsgeschichte immer ein dramatischer. Man denke nur an die Pestepidemien im Europa des 15. und 16. Jahrhunderts. Im Zeitalter der Antibiotika mag das Leid des Mittelalters leicht in Vergessenheit geraten, aber Nachrichten über immer gefährlichere, gegen jedes Medikament resistente Krankheitserreger sollten uns nachdenklich stimmen. Die Immunschwächekrankheit AIDS beispielsweise ist eine Erscheinung des 20. Jahrhunderts und wird nach Untersuchungen der WHO (Weltgesundheitsorganisation) in nicht allzu ferner Zukunft auf Platz 10 der weltweit häufigsten Todesursachen stehen.
- Darüber hinaus ist das Immunsystem auch gegen eine Gruppe von Krankheiten aktiv, gegen die die moderne Medizin noch kein Mittel gefunden hat: den Krebs. Im menschlichen Körper entstehen ständig Zellen, die das Potential zur Krebszelle besitzen. Nur ein funktionsfähiges Immunsystem kann diese Zellen frühzeitig

eliminieren, bevor sie sich in großer Zahl vermehren und dadurch für den Körper unangreifbar werden. Regelmäßiges Ausdauertraining unterstützt das Immunsystem bei dieser Abwehrarbeit. Das wusste übrigens schon Pfarrer Kneipp, der seinen Anhängern ja schon vor einhundert Jahren Bewegung an frischer Luft verordnete.

Heute sind die Kenntnisse allerdings viel konkreter als noch zu Kaisers Zeiten. Vor allem wissen wir heute, dass die Wirkungen des Ausdauertrainings stark intensitätsabhängig sind, oder – anders ausgedrückt – dass nicht derjenige am gesündesten und längsten lebt, der am schnellsten und am längsten rennt. Vielmehr gibt es für jeden Menschen eine optimale Dosierung der Ausdauerbelastungen, die sich an der jeweiligen Leistungsfähigkeit (man könnte auch sagen: am Trainingszustand) orientiert.

Die zentrale Bedeutung der Sauerstoffversorgung

Die Form der Energiebereitstellung und die Sauerstoffversorgung des Organismus spielen dabei eine zentrale Rolle. Zur Verfügung stehen verschiedene Energieträger (sog. Substrate), die in einer Kettenreaktion abgebaut werden, an deren Ende der Energiegewinn steht. Bei kurzzeitigen, intensiven Belastungen wird die Energie aus sog. energiereichen Phosphaten gewonnen. Diese Verbindungen (ATP – Adenosintriphosphat, CP – Creatinphosphat) sind im Muskel, also am Ort des Geschehens gespeichert und liefern Energie ohne Einbeziehung von Sauerstoff und ohne Übersäuerung des umgebenden Milieus: Sie arbeiten anaerob und alaktazid. Wesentlicher Nachteil: Nach wenigen Muskelkontraktionen ist ihre Kapazität verbraucht, z.B. ein Sprint von wenigen (5–7) Sekunden.

Andere Energieträger müssen hinzukommen, und zwar zunächst Kohlenhydrate. Sie sind in Muskel und Leber gespeichert (s. Baustein 1, Grafik 8) und schnell verfügbar. Die Speicherform Glykogen wird in Glucose (Traubenzucker) aufgespalten und die wiederum in ihre Bestandteile. Ist genügend Sauerstoff vorhanden (d.h. ist die Belastungsintensität nicht zu hoch), bleiben am Ende der biochemischen Reaktion nur Kohlendioxid und Wasser übrig. In diesem Falle lässt sich die Belastung bei gleich bleibendem Tempo über einen längeren Zeitraum aufrechterhalten, z.B. für die Dauer eines 10- bis 15-km-Laufes. Ist die Belastungsintensität allerdings so hoch, dass nicht genügend Sauerstoff in die Zelle transportiert werden kann, wird der Glucoseabbau auf dem Niveau von 3 Kohlenstoffatomen unterbrochen. Die entstehende Substanz heißt Lactat (Milchsäure) und führt, wenn die Lactatproduktion den Lactatabbau übersteigt – zur Übersäuerung der Zelle und des gesamten Organismus. Die Energiebereitstellung wird in diesem Falle als anaerob (ohne ausreichende Verfügbarkeit von Sauerstoff) und lactazid (unter Bildung von Milchsäure) bezeichnet. Bei intensiven Belastungen wie einem 400- oder 800-m-Lauf oder beim 1000-m-Zeitfahren mit dem Rad kommen sehr hohe Übersäuerungswerte von bis zu ca. 28 mmol/l (entsprechend einem pH-Wert von unter 7) zustande, sodass die Belastung unweigerlich abgebrochen werden muss.

Aber auch bei geringerer Intensität und ausreichender Sauerstoffversorgung reichen die Glykogenspeicher nicht unendlich lange. Schon frühzeitig geht der Organismus des trainierten Ausdauersportlers daher dazu über, Fette in den Energiestoffwechsel einzuschleusen. Die sind im Körper in fast unbegrenzter Menge (gelegentlich überreichlich) verfügbar und eignen sich als Energieträger für lange, ruhige Belastungen. Fette liefern zwar viel Energie pro Gewichtseinheit, sind aber nur relativ langsam mobilisierbar, erheblich langsamer als die Kohlenhydrate beispielsweise. Daher ist der Bereich der sog. Fettverbrennung an niedrige Intensitäten, d.h. langsames Tempo, gebunden.

Bei längerer Belastungsdauer, z.B. einem Marathonlauf, wird ein sog. Steady State (engl.: gleichförmiger Zustand) angestrebt, bei dem sich die Stoffwechselsituation über Stunden nicht wesentlich ändert. Energie-, vor allem aber Lactatproduktion und -elimination befinden sich im Gleichgewicht. Das setzt eine Belastungsintensität voraus, die sich im rein aeroben (Sauerstoffüberschuss) oder zumindest im gemischten aerob-anaeroben Bereich bewegt. Begrenzt wird dieser Belastungsbereich durch das sog. maximale Lactat-Steady-State, oft auch als anaerobe Schwelle bezeichnet. Dahinter verbirgt sich diejenige Belastungsintensität (also Lauftempo, Schwimmtempo, Radgeschwindigkeit usw.), bei der der Lactatwert gerade noch konstant gehalten werden kann. Mit anderen Worten: Die Lactatproduktion ist gerade so hoch wie die maximale Lactatabbaugeschwindigkeit. Läuft, schwimmt, fährt man ein ganz kleines bisschen schneller, häuft sich Lactat im Muskel und natürlich auch im ganzen Körper an und führt – meist recht bald – zum Belastungsabbruch, zumindest aber zur deutlichen Verringerung des Tempos. Diese Grenze liegt bei den meisten Menschen ganz nahe an einer Lactatkonzentration von 4 mmol/l Blut. Es gibt eine Vielzahl von Methoden, das individuelle maximale Lactat-Steady-State zu bestimmen. Die Erfahrung hat jedoch gezeigt, dass sich für den Gesundheitssportler und auch den ambitionierten Breitensportler daraus jedoch kein messbarer Vorteil ergibt.

Die gesundheitlichen Wirkungen des Ausdauertrainings, darin ist sich die Wissenschaft heute einig, lassen sich bei Belastungsintensitäten von 2–3 mmol/l Lactat am schnellsten und besten nutzen. Hier können neben Kohlenhydraten auch Fettsäuren zur Energiebereitstellung genutzt werden. Hier lassen sich das Cholesterin beeinflussen, der (labile) Bluthochdruck senken, die Fließeigenschaften des Blutes verbessern, das Immunsystem stabilisieren und vieles mehr. Hier lässt sich aber auch ein höchst effektives Basistraining (Grundlagenausdauer/GA 1) durchführen, mit dem die wichtigste Voraussetzung für erfolgreiche Ausdauerleistungen geschaffen wird. Und das in verhältnismäßig kurzer Zeit. Nimmt die Belastungsintensität ab, wird der notwendige Zeitraum höher. Nimmt sie aber zu, tritt die Fettverbrennung – unverzichtbar für Ausdauerbelastungen ab ca. 1 Stunde Dauer – mehr und mehr in den Hintergrund. An der anaeroben Schwelle ist sie Null.

Daher sollte das Training des Ausdauersportlers – ganz unabhängig von seinem Leistungsniveau – stets zu einem beträchtlichen Teil im Grundlagenausdauerbereich stattfinden. Empfehlenswert ist ein Anteil von etwa drei Vierteln. Oder anders ausgedrückt: auf drei Trainingseinheiten im Belastungsbereich, der 2–3 mmol/l Lactat entspricht, kommt eine intensive Einheit.

Gefährdung durch zu intensives Ausdauertraining?

Ist intensives Ausdauertraining gefährlich? Für einen gesunden Menschen normalerweise nicht. Vor die Überlastung von Herz-Kreislauf-System und Stoffwechsel hat die Natur einen gewaltigen Riegel geschoben. Erst kommt die totale Erschöpfung, dann die Überlastung. In der heutigen Zeit, in der die Doping-Diskussion zum Sport zu gehören scheint wie Siegprämien und Rekordfieber, lässt sich dieser Riegel allerdings relativ leicht beseitigen. Amphetamine, Anabolika, synthetisch hergestellte Hormone lassen natürliche, sinnvolle Grenzen verschwinden. Die körpereigenen Signale der Ermüdung verstummen. So wie bei Tom Simpson, dem englischen Radweltmeister, der während der Tour de France am Mont Ventoux durch völlige Erschöpfung vom Rad fiel und starb.

Intensives Ausdauertraining ohne die nötige Basis ruhigerer Dauerläufe (Grundlagenausdauer 1, s. oben) ist allerdings wenig sinnvoll. Für einen 10-km-Lauf beispielsweise benötigt der Organismus Energie, die zu mehr als 90% aerob bereit gestellt wird. Nur der Endspurt und vielleicht das Bewältigen besonders belastender, kurzer Zwischenabschnitte (vielleicht eine Bergaufstrecke, vielleicht die Tempoverschärfung eines Konkurrenten) sind der anaeroben Energieversorgung vorbehalten. Die reicht aber nur für wenige Minuten, da uns ansonsten die zunehmende Übersäuerung dazu zwingt, wieder langsamer zu werden. Deutlich langsamer.

Wettkampfnahes Training bedeutet insofern durchaus, ruhige Dauerläufe zu absolvieren. Aber auch Training in einem etwas höheren Belastungsbereich (Lactatwerte zwischen 3 und 4 mmol/l) gehört dazu. Diese Belastungsintensität wird als Grundlagenausdauer 2 (GA 2) bezeichnet. Die höhere Laufgeschwindigkeit hat allerdings zur Folge, dass die Fettverbrennung einen erheblich geringeren Anteil an der Energiebereitstellung einnimmt als bei einem GA 1-Training. Also sollte das Verhältnis GA 1 : GA 2 = 3 : 1 stets gewahrt bleiben.

Falls allerdings das Verhältnis von Belastung und Regeneration dauerhaft gestört ist, und zwar zu ungunsten der Erholung zwischen den Trainings- und Wettkampfeinheiten, drohen nicht zu unterschätzende Gefahren. Sämtliche Systeme werden irgendwann „Überlastung!!!" melden. Und dennoch ist es möglich, dass wir diese Signale nicht verstehen. Da sie sehr unspezifisch sind, also auch mit anderen Ursachen in Verbindung gebracht werden können, ist die Gefahr nicht gering, sie fehl zu deuten. Konzentrationsschwäche, Schlafstörungen, Appetitlosigkeit, Leistungsabfall, erhöhte Infektanfälligkeit können sehr wohl, müssen aber nicht auf Trainingsfehlern beruhen.

Also ist es wichtig, sehr sensibel mit den Hinweisen umzugehen, die der Organismus uns zukommen lässt. Wer sie versteht, hat vielleicht den wichtigsten Schritt zu einem harmonischen Miteinander von Körper, Geist und Seele getan.

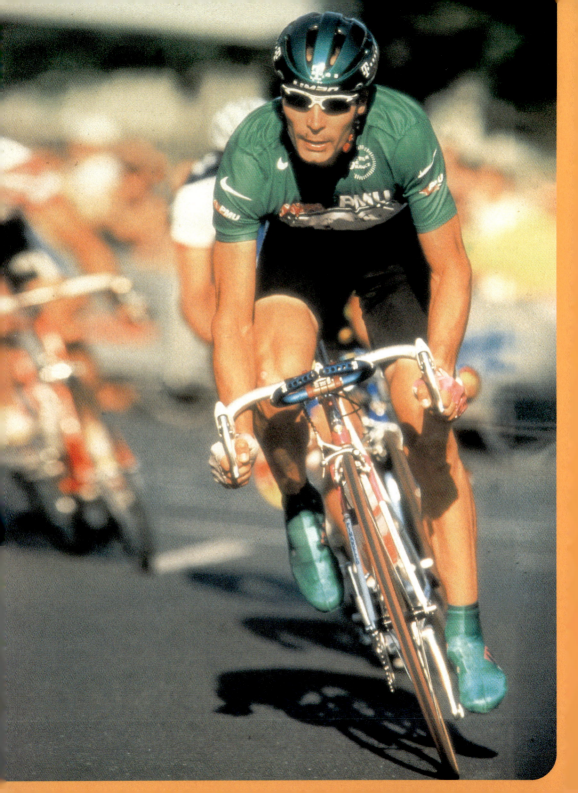

Baustein 8: Ohne Kraft kein Preis

Am Anfang steht der Muskel

Kraft ist die Fähigkeit des Lebewesens, sich gegen einen Widerstand zu bewegen. Oder einer Bewegung einen Widerstand entgegenzusetzen.

Die Voraussetzung dafür liegt in der Muskulatur, genauer gesagt, in ihren kontraktilen Elementen. Ähnlich wie die Waggons eines Güterzuges – also seriell – sind diese Elemente hintereinander angeordnet.

Die Muskulatur des Menschen besteht aus Muskelzellen (sog. Myofibrillen), die eine Dicke von ca. 10–100 µm (10 bis 100 Millionstel Millimeter) und eine Länge von bis zu 20 cm aufweisen. Sie sind die eigentlichen Muskelfasern, sind mit dem bloßen Auge nicht erkennbar, gruppieren sich aber zu sichtbaren Faserbündeln, die wir wiederum umgangssprachlich als „Muskelfasern" bezeichnen.

Wenn entsprechende Reize über einen Nerv auf die Muskelfaser einwirken, kommt es zu einer Kontraktion. Dabei schieben sich Teile der Muskelzelle ineinander, die als Aktin und Myosin bezeichnet werden.

Die Kraft, die ein Muskel entfalten kann, hängt von vielen Faktoren ab. Anzahl und Stärke der Impulse, die ein Nerv übermittelt, tragen genauso dazu bei wie die Größe und Anzahl der Muskelfaser. Sehr wichtig ist das Zusammenwirken der mikroskopisch feinen Muskelfasern. Allein sind sie schwach, gemeinsam eventuell sehr stark. Mehr Impulse pro Zeiteinheit (sog. Frequenzierung) bedeutet genauso, dass mehr Kraft entwickelt wird, wie die Steigerung der Anzahl der gleichzeitig innervierten Muskelfasern (sog. Rekrutierung). Ein entscheidendes Kriterium, welches über die Kraft entscheidet, die ein Muskel aufbringen kann, ist also die **intramuskuläre** Koordination.

Sowohl das Zusammenwirken verschiedener Muskelfasern ist trainierbar wie auch das bessere Abstimmen der Muskeln untereinander. So wird beim Erlernen einer neuen Sportart (z.B. der Grundschläge bei Tennis oder Golf) gerade diese Fähigkeit geschult, man spricht von **intermuskulärer Koordination.**

Die Verbesserung der Muskelkraft läuft also beileibe nicht ausschließlich über die Steigerung des Muskelquerschnitts ab. Ganz im Gegenteil, in unserer Muskulatur steckt eine große Zahl von Reserven, die man auch ohne Body-Building (sog. Hypertrophietraining) im Kraftstudio mobilisieren kann.

Aber selbstverständlich kann auch diese Form der Kraftsteigerung für Ausdauersportler interessant sein. Ist ein Muskel stärker, wird er – prozentual zu seiner maximalen Leistungsfähigkeit gesehen – weniger intensiv belastet. Das bedeutet, dass der einzelne Muskel, aber auch der Sportler insgesamt weniger stark an seine Grenzen gehen muss. Und das wiederum hat zur Folge, dass die Regeneration nach dem Sport schneller einsetzt und eher abgeschlossen ist.

En weiterer, sehr wesentlicher Aspekt ist die Belastbarkeit des Bewegungsapparates, also von Gelenken und Bändern, Muskeln und Sehnen. Die Muskulatur dient nicht allein der (Fort-)Bewegung, eine gut arbeitende Muskulatur ist auch der effektivste Schutz vor Fehlbelastungen. Gerade das Laufen erfordert durch das ständige Beschleunigen des Körpers gegen die Erdanziehungskraft ein hohes Maß an Kraft. Im Moment des Aufsetzens des Fußes (gemessen an der Fußsohle als sog. Bodenreaktionskraft) entstehen beim Läufer Kräfte, die etwa dem 2–3fachen des Körpergewichts entsprechen. Diese Kräfte wirken nicht allein auf den Fuß, sondern sie pressen quasi den ganzen Körper zusammen, beispielsweise auch die Wirbelsäule und die Bandscheiben. Hohe Kräfte wirken demnach auch auf das Becken ein, welches in dieser Phase des Laufzyklus ja auf einem Bein stabilisiert werden muss und insofern die Tendenz hat, zur Schwungbeinseite abzusinken. Das wiederum kann eine Vielzahl von Fehlbelastungen und Ausweichbewegungen zur Folge haben, wie z.B. die gegensinnige Neigung des Rumpfes und der Wirbelsäule, Schräghaltung des Standbeines, asymmetrische Armführung usw., die ihrerseits wiederum Verletzungen auslösen können.

Keineswegs sollte daraus der Schluss gezogen werden, dass jeder Ausdauersportler möglichst viel Muskulatur mit sich herumtragen sollte. Denn jedes zusätzliche Gramm an Muskelmasse beinhaltet auch zusätzlichen Energieverbrauch und zusätzliches Gewicht. Ein optimales Last-Kraft-Verhältnis ist vielmehr der Schlüssel zu Erfolg und Verletzungsfreiheit. Und dazu gehört ein gewisses Maß an Muskelkraft, die ggf. durch kräftigende Übungen erreicht werden muss.

Auch hier: die Dosis macht's!

Die Wirkungen des Krafttrainings sind – ähnlich wie die von Medikamenten bei der Behandlung von Krankheiten – direkt dosisabhängig. Je höher der Widerstand, der bei einer Übung bewegt wird, desto geringer ist logischerweise die Anzahl der möglichen Wiederholungen. Diese in ihrer Einfachheit fast banal klingende Logik kann man sich bei der Steuerung des Krafttrainings zunutze machen.

Sehr geringe Widerstände, z.B. Übungen ohne Zusatzgewichte oder nur mit einem Sportgerät (Tennisschläger, Golfschläger), dienen vor allem der Verbesserung der intermuskulären Koordination, also des muskulären Zusammenspiels bei einer gezielten Bewegung. Hohe Wiederholungszahlen sind kein Problem, Man kann bestimmte Bewegungen wieder und wieder durchführen, bis deren Ablauf „sitzt".

Geht es aber darum, die Kraft nicht nur des gesamten Bewegungssystems in einer bestimmten Bewegung, sondern auch einzelner Muskeln oder gar von Muskelfasern zu verbessern, müssen die gewählten Widerstände höher sein.

Für den Ausdauersportler steht – zweckgebunden – das sog. Kraftausdauertraining im Mittelpunkt des Krafttrainings. Wie der Name erkennen lässt, handelt es sich darum, eine Kraftverbesserung zu erzielen, die über einen längeren Zeitraum zur Verfügung steht. Typische Sportarten, in denen Kraftausdauer gefordert ist, sind beispielsweise Rudern, Delfinschwimmen, 4000-m-Radverfolgung oder auch intensive Bergaufpassagen beim Skilanglauf oder Laufen. Um die Kraftausdauer zu verbessern, sollten beim Krafttraining Widerstände gewählt werden, die Wiederholungszahlen von ca. 25–40 erlauben. Pro Übung sollten 2–3 Serien (mit jeweils 25–40 Wiederholungen) absolviert werden. Zwischen den Wiederholungen sollten keine Unterbrechungen, zwischen den Serien jedoch Pausen von 2–3 Minuten eingeschoben werden.

Body-Building auch für Ausdauersportler?

Bei noch höheren Widerständen (die zwangsläufig durch die Verwendung von Zusatzgewichten erzielt werden müssen) sinkt logischerweise die Anzahl der möglichen Wiederholungen. Sind die Widerstände so hoch, dass nur ca. 8–15 Wiederholungen ohne Pause absolviert werden können, ist der sog. Hypertrophiereiz auf den

Muskel am größten. Mit anderen Worten: Bei dieser Intensität des Krafttrainings wächst die Dicke der Muskelfasern, weshalb diese Trainingsform auch als Hypertrophietraining (oder Body-Building) bezeichnet wird. Die Serienpausen sind länger als beim Kraftausdauertraining, die Ausführung der einzelnen Wiederholungen fast zwangsläufig etwas langsamer.

Auch Ausdauersportler können von intensivem Krafttraining profitieren. Nicht selten fehlt nämlich den extrem angepassten Läufern die Kraft, ihre Wirbelsäule, ihr Becken, ihre Knie- und Sprunggelenke wirksam aktiv zu stabilisieren. Um die daraus resultierenden Ausweichbewegungen zu vermeiden, ist ein regelmäßiges, durchaus auch intensives, Krafttraining die beste Medizin.

Wenn's noch etwas intensiver sein darf, bleibt nur noch eine ganz geringe Anzahl von Wiederholungen pro Serie übrig (1–5). Entsprechend hoch sind die Widerstände, fast maximal. Daher wird ein derartiges Training auch Maximalkrafttraining genannt. Hier geht es nicht mehr um Umfangszunahme der Muskulatur, sondern um die Aktivierung möglichst vieler Muskelfasern gleichzeitig (Rekrutierung und Frequenzierung, s.o.). Insofern ist diese Trainingsform den (Kraft-)Spezialisten vorbehalten, für Ausdauer- und Gesundheitssportler hingegen weniger wichtig.

Selbstverständlich gilt auch beim Krafttraining – wie immer im Sport – , zunächst mit dem Einfachen (Leichten) zu beginnen und erst nach und nach die Belastungen zu steigern. Also vom intermuskulären Koordinationstraining (nur mit dem eigenen Körpergewicht, um die richtige Ausführung der Übungen zu erlernen) über das Kraftausdauertraining (mit leichten Zusatzgewichten) zum Hypertrophietraining (mit schwereren Zusatzgewichten) zu gelangen, wäre der richtige Weg.

Und noch einmal: die Dosis macht's. Nicht nur die für jede einzelne Übung gewählten Gewichte, nicht nur die Anzahl der Übungen, Serien und Wiederholungen, sondern ganz besonders auch die Summe der Trainingstage pro Woche, an denen ein Krafttraining durchgeführt wird, entscheidet über Erfolg oder Misserfolg, Kraftzuwachs oder Überforderung, Verbesserung oder Verletzung.

Die Belastung des Zellstoffwechsels im Krafttraining ist sehr hoch. Zur Erläuterung möge ein einfaches Beispiel dienen: Ausdauerbelastungen wie ein 10-km-Lauf müssen zwangsläufig mit relativ geringen Intensitäten pro einzelner Wiederholung (in diesem Falle: pro Schritt) ausgeführt werden, denn der Lauf soll ja bis zum Ende durchgehalten werden. Bei einer Schrittlänge von 1,25 m wären das in diesem Beispiel je 4000 Wiederholungen (= Schritte) für das rechte und das linke Bein.

Krafttraining hingegen beginnt bei Widerständen, die nur Wiederholungszahlen von weniger als 100 bis hin zu 1–5 zulassen. Entsprechend heftig muss sich die Muskelzelle bei Krafttraining ins Zeug legen. Das heißt auch, dass die Regenerationszeit nach dem Krafttraining länger ist als nach dem Ausdauertraining.

Empfehlenswert für den Ausdauersportler ist ein begleitendes Krafttraining, wenn es 2–3x pro Woche – jeweils ein Tag Pause dazwischen – durchgeführt wird. Ansonsten muss mit Überlastungserscheinungen wie Leistungsabfall, Muskelverhärtungen, erhöhter Verletzungsneigung gerechnet werden.

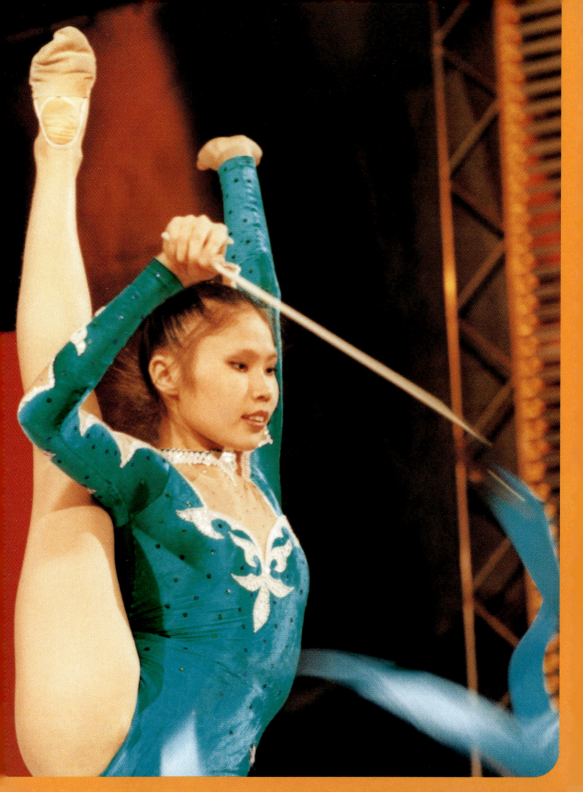

Baustein 9: Beweglichkeit – das unentwegte Rückzugsgefecht

Dehnen – wie weit geht's?

Rhythmische Gymnastinnen – das sind die jungen, graziösen Damen, die mit Ball oder Band, Reif oder Keule schier Unglaubliches vollbringen – lassen uns manchmal daran zweifeln, ob alle Menschen wirklich gleich sind. Es scheint so, als besäßen sie dort unglaublich weiche, dehnfähige Elemente, wo uns ein harter Muskelstrang schon allzu bald darauf aufmerksam macht, dass jetzt bitteschön jede Form der weiteren Dehnung, Spreizung oder Streckung zu unterbleiben habe. Anderenfalls muss mit Schlimmem (einem Muskelriss oder doch zumindest einer Zerrung) gerechnet werden. Also begnügen wir uns damit, der Klügere zu sein. Denn der gibt schließlich nach, was dem straff gespannten Muskel keineswegs einzufallen scheint.

Aber – einmal ehrlich – kann das gesund sein, was diese Turnerinnen dort praktizieren? Müssen wir wirklich versuchen, wie ein Zinnsoldat auf einem Bein zu stehen und das andere neben dem Oberkörper senkrecht in die Luft zu recken – und dabei noch ganz unschuldig zu lächeln, als ob das die natürlichste Weise der Welt wäre, mit seinem Bein umzugehen?

Die Antwort ist, wie eigentlich immer, wenn es um vergleichende Bewertungen menschlicher Fähigkeiten geht, sehr differenziert zu geben. Was für den einen (oder die eine) unmöglich ist – auch wenn er oder sie Jahrzehnte daran arbeiten würde – kann für den (auch männliche Kunstturner oder Akrobaten erinnern gelegentlich an die vielzitierten Schlangenmenschen) oder die andere normal und keineswegs schädlich sein. Die Fähigkeiten werden halt in der Natur sehr unterschiedlich verteilt. Der immer wieder beliebte Vergleich des iranischen Gewichthebers von 1,65 m Körperlänge und fast eben solcher Breite mit der russischen Ballerina, bei deren Anblick wir stets an Care-Pakete denken müssen, bringt das genauso deutlich zum Ausdruck wie der Blick auf die weltbesten Langstreckenläufer. Hier Heile Gebrselassie, klein, muskulös, mit dynamischem, kraftvollem Laufstil – dort Daniel Komen, deutlich größer, dünn bis mager, viel weniger explosiv, ja fast ein wenig lethargisch wirkend in seinen Bewegungen.

Ähnlich sind die Talente vergeben, wenn wir uns dem Zauberwort des modernen Beweglichkeitstrainings, dem Stretching, nähern. Als Kinder sind die meisten von uns noch sehr beweglich, die Großzehe leicht erreichbar, für Säuglinge gar bisweilen ein Ersatz für Daumen oder Schnuller. Spätestens aber in der Pubertät stellt sich heraus, in welcher Richtung die Veranlagung uns letztlich führen wird. Wird die Muskulatur eher straff, dynamisch, kraftvoll operieren – und uns den ständigen Kampf mit verkürzten Muskeln aufzwingen – oder wird sie eher beweglich, weich, dehnbar sein – aber immer die Tendenz zur Abschwächung haben?

Individualität zählt

Was hier der Anschaulichkeit halber stark überzeichnet in Schwarz-Weiß-Malerei dargestellt ist, findet sich in Wirklichkeit in unzählig vielen Zwischentönen. Und nicht allein dahingehend, dass vielen Menschen kein eindeutiger muskulärer Typ zuzuordnen ist, oftmals sind auch die einzelnen Muskeln sehr unterschiedlich in Bezug auf ihre Dehnfähigkeit zu bewerten. Meist finden sich bei einem Menschen gleichzeitig eine Reihe verkürzter und einige abgeschwächte Muskeln. Und diese Verteilungsmuster sind höchst individuell, dass es nicht möglich ist, eindeutige Bewertungen oder gar Ziele für die Dehnfähigkeit zu definieren. Was für den einen ein großer Erfolg bei der Verbesserung der Dehnfähigkeit wäre, würde für den anderen – im Vergleich zu dessen restlicher Muskulatur – schon fast als Verkürzung gewertet werden.

Insofern sollte man nicht versuchen, Akrobatisches im Stretching zu erreichen und irgendwelchen Vorbildern nachzueifern, die einfach andere genetische Voraussetzungen mitbringen. Vielmehr geht es beim Stretching darum, die Beweglichkeit der Gelenke nicht durch verkürzte Muskeln einzuschränken, Ausweichbewegungen zu provozieren und dadurch am Ende gar Verletzungen auszulösen.

Regelmäßiges Stretching kann aus dem ständigen Rückzugsgefecht, dem Kampf gegen den langsamen aber stetigen Verlust der Dehnfähigkeit unserer Skelettmuskulatur, zumindest ein ehrenvolles Remis machen. Erhaltung von muskulärer Dehnfähigkeit über Jahre oder Jahrzehnte ist möglich und als Erfolg zu werten.

Stretching sorgt dafür, dass der Muskel, dessen Grundspannung während körperlicher Belastungen ansteigt, um seine Leistungsfähigkeit zu erhöhen, sich nach der Belastung wieder entspannt. Stretching ist für den Muskel das Tor zur Regeneration.

Ein entspannter Muskel erholt sich schneller, und vor allem erholen sich auch seine „Aufhängungen", die Punkte, an denen der Muskel am Knochen oder an Bandstrukturen befestigt ist. Dauerhafte Mehrbelastung durch erhöhte Muskelspannung kann Verletzungen auslösen und unterhalten. Schmerzhafte Reizungen am Muskelursprung bzw. -ansatz sind fast jedem Sportler bekannt. Es gibt eine ganze Reihe von besonders gefährdeten Lokalisationen, z.B.

- Achillessehnenansatz am Fersenbein
- Adduktorenursprung am Schambein
- Ursprung der Hand- und Fingerstreckmuskulatur am Ellbogen (sog. Tennis-Ellbogen)
- Ursprung der Hand- und Fingerbeugemuskulatur am Ellbogen (sog. Golfer-Ellbogen)
- Ursprung der Kniescheibensehne an der Kniescheibenspitze (sog. Patellaspitzensyndrom)

usw.

Die üblichen Behandlungsmethoden, Salbe, Elektrotherapie („Bestrahlung"), Spritze oder Tablette, können an der Überlastung einer Muskelgruppe direkt nichts ändern, können daher auch die Ursachen für die oben genannten Beschwerden nicht beseitigen. Training – in diesem Falle Kraft- und Beweglichkeitstraining – kann dies sehr wohl. Insofern sollten diese Trainingsinhalte zum Programm eines jeden regelmäßig trainierenden Sportlers gehören, und zwar beileibe nicht nur für Spitzenathleten.

Oft und sanft statt hart und heftig

Stretching ist – nach dem Sport eingesetzt – der erste Schritt zur Regeneration der Muskulatur. „Nach dem Training ist vor dem Training" könnte man in Abwandlung einer bei Fußballtrainern beliebten Aussage zur Motivation ihrer Spieler fürs nächste Punktspiel feststellen. Da Stretching am besten in aufgewärmtem Zustand durchgeführt werden sollte, ist der Zeitpunkt nach der Belastung genau der richtige. Kurz ein trockenes Hemd anziehen, dann dehnen. Die eigenen, individuell ausgewählten Übungen durchzuführen – das sind natürlich diejenigen, die am schwersten fallen! – kostet nur wenige Minuten Zeit. Dieses Vorgehen sollten Sie sich zur Regel machen.

Für jede Übung benötigen Sie pro Körperseite (rechts/links) ca. 15 Sekunden. Stretching bedeutet dehnen ohne wippende, ruckende, zuckende Bewegungen. Einfach die Spannung langsam erhöhen, bis sich ein nicht unangenehmes Ziehen einstellt. Im Laufe von Tagen bis Wochen werden Sie die Fortschritte bemerken.

Dehnübungen (Stretching)

Stretching ist statisches Dehnen, also ohne heftige Bewegungen, ohne Wippen, ohne Rupfen und Zupfen. Beginnen Sie in bequemer, stabiler Ausgangsstellung und führen Sie die Übungen langsam aus, bis die Spannung in der gedehnten Muskelgruppe zunimmt. Ein Schmerz sollte vermieden werden, denn Stretching dient der Entspannung, Schmerz hingegen würde Verkrampfung zur Folge haben. Halten Sie die Dehnung jeweils 10-15 Sekunden. Jede Übung sollte 2-3 mal ausgeführt werden, ggf. pro Körperseite.

Dehnung der hinteren Oberschenkelmuskulatur
In Rückenlage wird die hintere Oberschenkelmuskulatur gedehnt, indem der Oberschenkel des betreffenden Beines in eine senkrechte Position gebracht und mit den Händen fixiert wird. Dann wird das Kniegelenk langsam gestreckt, falls möglich vollständig. Achten Sie darauf, das gegenseitige Bein flach auf den Boden zu drücken und dort zu halten.

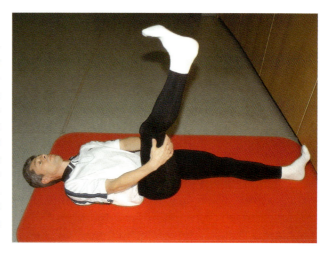

Beweglichkeit – das unentwegte Rückzugsgefecht

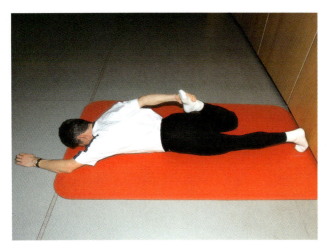

Dehnung der Kniestreckmuskulatur

Der große vierköpfige Kniestreckmuskel lässt sich gut in Bauchlage dehnen. Legen Sie sich flach auf den Boden und drücken Sie das Becken nach unten. Beugen Sie ein Kniegelenk so weit wie möglich, dann ziehen Sie die Ferse langsam in Richtung Gesäß. Das Becken sollte weiterhin am Boden fixiert bleiben.

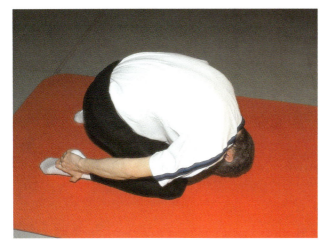

Dehnung der Rückenstreckmuskulatur

Zum Abschluss eines Rumpfkräftigungsprogrammes sollte die Dehnung der Rückenstreckmuskulatur nicht vergessen werden. Formen Sie ein „Päckchen", indem Sie sich auf den Boden knien, den Oberkörper auf die Oberschenkel legen und den Rücken gaaaaaanz rund machen. Das Kinn wird zur Brust gezogen. Aktivieren Sie die Brust- und Bauchmuskulatur und atmen Sie dabei aus.

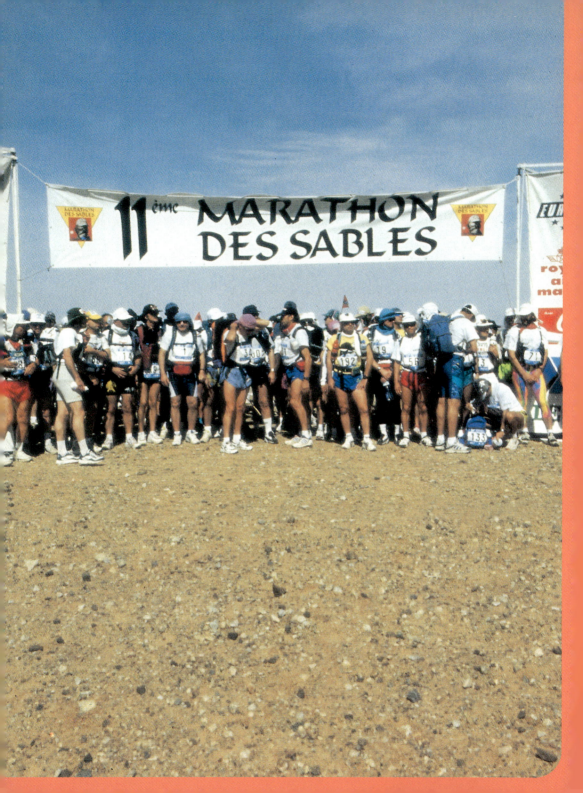

Power-Versorgung am Wettkampftag

Wenn durch eine mineralreiche, kohlenhydratbewusste, fettarme und eiweißgerechte Ernährung der Stoffwechsel auf „Voll-Last" gut vorbereitet ist, so ist eine intelligente Versorgung am Wettkampftag die Brücke für eine gute Wettkampfleistung. Eine gute Versorgung am Wettkampftag stärkt vor allem die mentale Leistung und beugt Verletzungen und Überlastungen vor.

Baustein 10: Frühstücksstrategien am Wettkampf-Tag

Kein Wettkampf ohne Frühstück

Wenn die Ernährung zumindest in den letzten drei Tagen vor einem Wettkampf besonders reich an komplexen, vollwertigen Kohlenhydraten und außerdem fettarm gestaltet wird, so sind die beiden Kohlenhydratspeicher des Körpers (Leberglykogenspeicher und Muskelglykogenspeicher) am Abend vor dem Wettkampf voll gefüllt.
Am Morgen des Wettkampftages ist der Muskelglykogenspeicher immer noch randvoll, da das muskuläre Glykogendepot während des Schlafes nicht angegriffen wird.

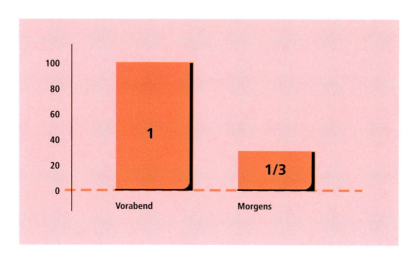

**Grafik 35
Füllzustand des Leberglykogens**

Power-Versorgung am Wettkampftag

Nur noch partiell gefüllt ist jedoch der Leberglykogenspeicher (siehe Grafik 35), denn daraus stammte ein Großteil der Energie für die nächtliche Körperwärme und die Energie für den Ruhestoffwechsel (Hirnaktivitäten, Nährstoff-Versorgung der Organe usw.).

Ziel des Frühstücks ist es deshalb, den Leberglykogenspeicher schnell aufzufüllen. Ohne Frühstück sollte daher ein Wettkampf nicht begonnen werden. Für eine schnelle Auffüllung der Leberglykogenspeicher (recharging), ist es notwendig, dass das Frühstück reich an Kohlenhydraten, Eiweiß, Kalium und Chrom ist (siehe Super-Carboloading-Strategie), gleichzeitig auch fettarm ist.

Die Zusammensetzung des Frühstücks hängt von der Zeit bis zum Wettkampfbeginn ab: Wenn zwischen Frühstück und Wettkampfbeginn noch vier Stunden Zeit sind, ist eine vollwertige Mahlzeit (Müsli, Haferflocken) mit einem fettarmen Joghurt oder einer fettarmer Milch empfehlenswert (siehe Grafik 36). Die Müslimahlzeit enthält Kohlenhydrate, Eiweiß, Kalium und Chrom, so dass die nachts entspeicherten Leberglykogenvorräte schnell aufgefüllt werden können.

Wenn aber deutlich weniger Zeit zwischen Frühstück und Wettkampf übrig bleibt, so sollten keine vollwertigen Lebensmittel mehr verzehrt werden, da diese ca. drei bis vier Stunden Zeit benötigen, um verdaut zu werden. Der relative hohe Ballaststoffgehalt vollwertiger Lebensmittel wirkt sich somit negativ aus, wenn diese 1–2 Stunden vor Wettkampfbeginn verzehrt werden. Weitere Infos hierzu siehe Baustein 11.

1–2 Stunden vor der Belastung eignet sich somit Weißbrot, das als zusätzliche Kohlenhydratquelle mit dick Honig oder Marmelade bestrichen werden kann (siehe Grafik 36). Dabei sollte auf Butter oder Margarine als Streichfett verzichtet werden, da Fett eine längere Magenverweildauer bewirkt. Dies ist in der unmittelbaren Vorwettkampfphase nicht erwünscht. Zusätzlich kann etwas mildes, reifes und basenstarkes und damit magenfreundliches Obst verzehrt werden: Gut geeignet sind: Melonen, Mangos oder Birnen. Auf unreifes Obst sollte verzichtet werden, da dies zu lange im Magen liegt.

Das in dieser ballaststoffarmen direkten Vorwettkampfkost fehlende Chrom (Super-Carboloading für den Leberglykogenspeicher) kann über eine Nahrungsergänzung aufgenommen werden. Eine sinnvolle Alternative zur Nahrungsergänzung sind Sportgetränke, die speziell mit Chrom angereichert sind. Eine Chromanreicherung in einem Sportgetränk von ca. 100 µg/Liter wird als sinnvoll angesehen.

Frühstücksstrategien am Wettkampf-Tag

Nicht empfehlenswert sind jedoch Getränke, die als Kohlenhydratquelle ausschließlich Glucose enthalten, z.B. Traubenzucker-Drinks, Limonaden oder Cola-Getränke auf Glucose-Basis. Wenn von diesen einfachen Kohlenhydraten zu viel vor dem Wettkampf aufgenommen werden und gleichzeitig kein aktives Aufwärmprogramm gemacht wird, besteht die Gefahr, dass der Blutzuckerspiegel vor dem Start ansteigt, wodurch der Fettstoffwechsel behindert wird. Außerdem besteht die Gefahr, dass der Blutzuckerspiegel als Folge der körpereigenen Gegenregulierung bis zum Start dann stark abfällt. Ein fallender Blutzuckerspiegel ist mit Leistungsschwäche verbunden.

Grafik 36
Frühstück vor dem Wettkampf

Frühstückszeit	Art des Frühstücks
4 Stunden vor Wettkampfbeginn	Müsli mit Milch /Joghurt (fettarm)
1 - 2 Stunden vor Wettkampfbeginn	Helle Brötchen mit dick Honig (ohne Butter/Margarine)

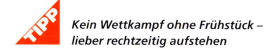

TIPP *Kein Wettkampf ohne Frühstück – lieber rechtzeitig aufstehen*

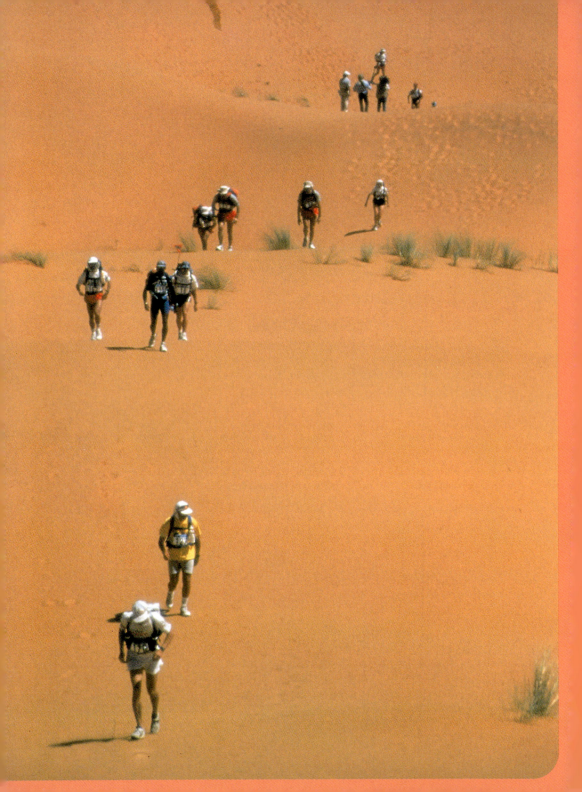

Baustein 11: Kohlenhydratversorgung während der Belastung

Muskuläre Kohlenhydratspeicher müssen vor der Belastung gefüllt sein

Bei allen intensiven Belastungen über 60 % des Leistungsvermögens verzögern aufgenommene Kohlenhydrate nicht den Abfall der muskulären Glykogenspeicher. Dies bedeutet, dass aufgenommene Kohlenhydrate bei allen intensiven Belastungen nicht mehr in die arbeitende Muskulatur aufgenommen werden.
Die Glykogendepots in Leber und Muskulatur müssen also schon vor dem Wettkampf durch eine kohlenhydratreiche Kost gefüllt sein (siehe Grafiken 5 a,b und 12).

Ohne Kohlenhydratzufuhr geht der Motor aus

Bei allen Belastungen, die über 60 Minuten dauern, sind aufgenommene Kohlenhydrate jedoch sehr wichtig: Sie halten den Blutzuckerspiegel konstant und schonen somit den Leberglykogenspeicher. Kohlenhydrate, die während der Belastung aufgenommen werden, erhöhen somit nicht die muskulären Glykogenspeicher der arbeitenden Muskelfasern, sondern sind Garant für einen konstanten Blutzuckerspiegel. Eine ausreichende Kohlenhydratzufuhr während der Belastung sorgt somit für eine stabile Leistungsfähigkeit.
Werden während der Belastung keine oder zu wenig Kohlenhydrate zugeführt, wird der Leberglykogenspiegel schneller entleert. Besonders das Gehirn verbraucht ständig Blutglucose, um lebensfähig zu sein. Diese Glucose für die Hirn- und Organleistung stammt somit nicht aus dem Muskel-, sondern aus dem Leberglykogen. Für eine gute mentale Leistungskapazität ist deshalb ein gut gefüllter Leberglykogenspeicher sowie eine ausreichende Kohlenhydratzufuhr während der Belastung entscheidend.
Wenn der Glucoseverbrauch des Gehirns und anderer Organe größer ist als der Glucosenachschub durch Getränke oder Essen, so wird das Leberglykogen stark abgebaut. Bei Belastungen, die deutlich über eine Stunde dauern, kann es dann zu einem Blutzuckerabfall kommen, der mit einem Leistungseinbruch einhergeht. Die Symptome eines Blutzuckerabfalles sind der Grafik 37 zu entnehmen.

Power-Versorgung am Wettkampftag

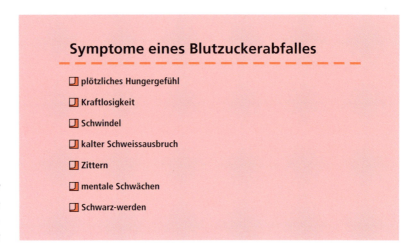

Grafik 37
Symptome eines Blutzuckerabfalles

Wie viel und welche Kohlenhydrate sind unter der Belastung optimal?

Bei allen Ausdauerbelastungen, die weniger als 60 Minuten dauern, ist eine Kohlenhydrataufnahme nicht erforderlich. Nur, wenn die Belastungsdauer größer ist, werden pro Belastungsstunde 40–60 g Kohlenhydrate empfohlen. Die Obergrenze von stündlich 60 g Kohlenhydrate sollte nicht überschritten werden, da die Kohlenhydratverwertung dann schlechter wird und es zu Durchfällen kommen kann.

Im Gegensatz zur alltäglichen Normalkost, die hauptsächlich komplexe und vollwertige (ballaststoff- bzw. faserreiche) Kohlenhydrate enthalten sollte (siehe Baustein 1), stellen während der Belastung Mehrfachzucker (Oligosaccharide z.B. Maltodextrin) die beste Kohlenhydratquelle dar (vgl. Grafik 4). Mehrfachzucker passieren schnell den Magen und sind gut verdaulich. Die schnellste Magenpassage erfolgt bei Sportgetränken, die neben Maltodextrin zusätzlich etwas Fruchtzucker enthalten. Besonders magenempfindliche Personen sollten auf eine schnelle Magenpassage achten und deshalb Sportgetränke auswählen, die Maltodextrin und Fruchtzucker enthalten (siehe Baustein 12). Alleiniger Fruchtzucker als Kohlenhydratquelle ist jedoch abzulehnen, da dies zu Magenunverträglichkeiten führen kann.

Kohlenhydratversorgung während der Belastung

Während der Belastung sind ballaststoffhaltige Kohlenhydrate (Getreideflocken, Haferkleie, Bananen, Äpfel) nicht ideal.
Die Begründungen für eine faserarme Kohlenhydratversorgung während der Belastung sind der Grafik 38 zu entnehmen: Müsli-Riegel bzw. Sportriegel mit hohen Faserstoffanteilen (Weizenkleie, Haferkleie, Getreideflocken) sind deshalb während intensiver Belastung nicht zu empfehlen, sondern erst nach der Belastung.

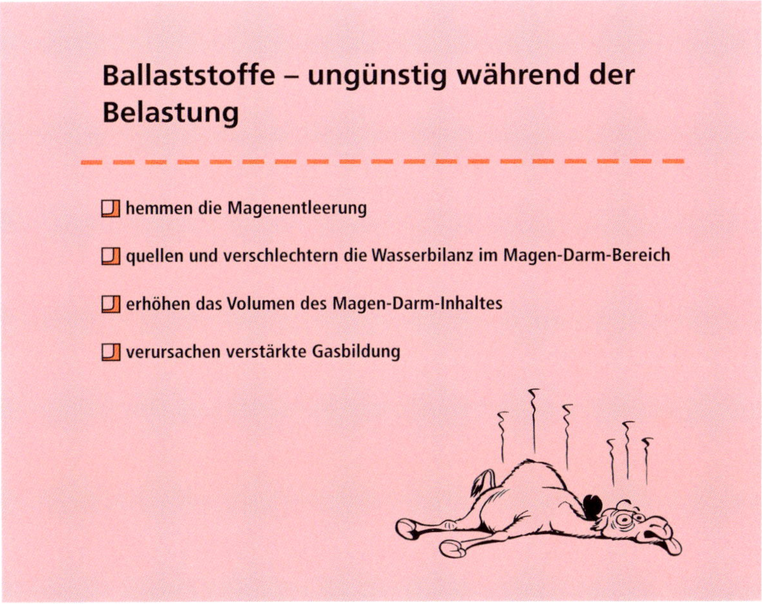

Ballaststoffe – ungünstig während der Belastung

- hemmen die Magenentleerung
- quellen und verschlechtern die Wasserbilanz im Magen-Darm-Bereich
- erhöhen das Volumen des Magen-Darm-Inhaltes
- verursachen verstärkte Gasbildung

Grafik 38 Ballaststoffe – ungünstig während der Belastung

Selbst ballaststoffarme, aber stärkehaltige Lebensmittel (Kartoffelsuppen, Kartoffeldrinks, Baguettes u.a.) werden unter intensiver Belastung im Körper langsamer umgesetzt als Sportgetränke mit einem hohen Anteil an Maltodextrin. Stärkehaltige Lebensmittel sind deshalb erst bei allen langen Belastungen über 2–3 Stunden sinnvoll.

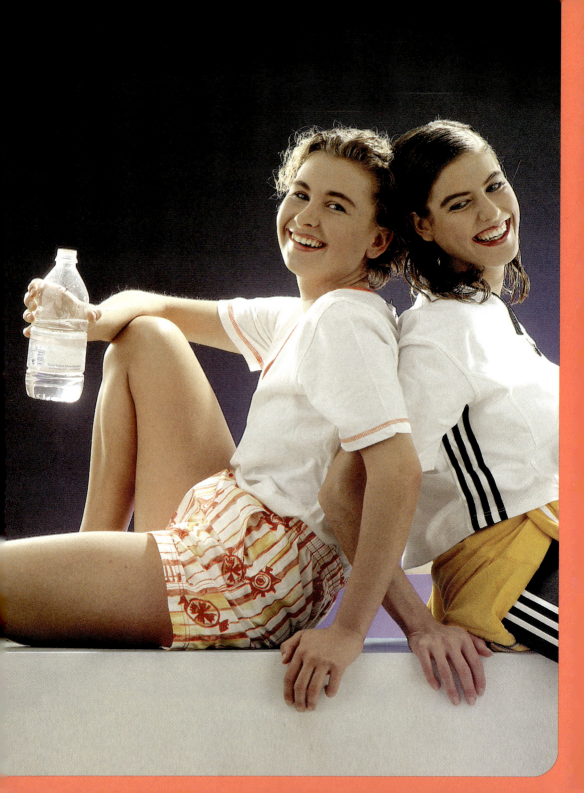

Trinken im Sport

Baustein 12: Trinken im Sport – rechtzeitig, schnell und effektiv muss es gehen

Schweißverluste beim Ausdauersport

Das rechtzeitige Trinken ist entscheidend für die sportliche Leistung, da bereits ein Flüssigkeitsverlust über den Schweiß (Dehydration) von 2 % des Körpergewichts die Leistung stark reduziert. Die Schweißrate ist abhängig vom Körpergewicht, vom Anstrengungsgrad der sportlichen Belastung sowie von der Umgebungstemperatur (siehe Grafik 39).
Je größer der Anstrengungsgrad, je höher das Gewicht und je heißer die Außentemperatur, desto höher ist der Schweißverlust.

Schweißverluste bei Läufern

Grad der Anstrengung	Körpergewicht	10° C	15° C	20° C	25° C	30° C
70 %	60 kg	770	770	930	1095	1260
70 %	70 kg	945	945	1120	1295	1470
85 %	60 kg	1020	1020	1195	1370	1545
85 %	70 kg	1250	1250	1440	1525	1815

Grafik 39
Schweißverluste bei Läufern (ml pro Stunde)

Power-Versorgung am Wettkampftag

Bei einem mittleren Anstrengungsgrad von 70 % und 25 Grad Außentemperatur verliert eine 70 kg schwere Person somit 1295 ml Flüssigkeit pro Stunde. 2 % Flüssigkeitsverlust betragen bei dieser Person 1,4 Liter. Dies bedeutet, dass bei diesen Bedingungen die Voraussetzungen für einen Leistungseinbruch aufgrund von Flüssigkeitsmangel schon nach knapp einer Stunde gegeben wären, wenn keine Flüssigkeitsaufnahme erfolgen würde. Äußeres Zeichen für einen Flüssigkeitsmangel ist eine erhöhte Herzfrequenz (siehe Grafik 40).

**Grafik 40
Herzfrequenz
und Trinken**

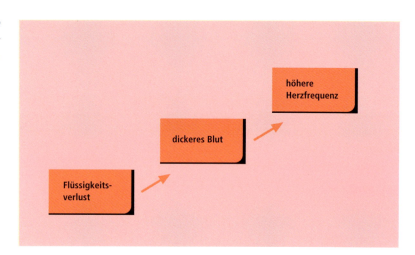

 Trinken Sie rechtzeitig – bevor das Durstgefühl kommt.

Optimale Flüssigkeits- und Kohlenhydratversorgung

Getränke gelangen über die Speiseröhre zunächst in den Magen und werden dann weiter in den Darm transportiert. Im Darm werden Nährstoffe (Kohlenhydrate, Eiweiße und Fette), Flüssigkeit und Mineralien ins Blut aufgenommen. Das Blut transportiert dann die Nährstoffe, die Flüssigkeit und die Mineralien zu den Organen des Körpers. Alle unverdauten Stoffe, die über den Dünndarm nicht aufgenommen wurden, gelangen über den Dickdarm zur Ausscheidung.

Trinken im Sport

Trinken bei gemäßigter Ausdauerbelastung

Die maximale Flüssigkeitsaufnahme pro Stunde ist limitiert durch die Magenentleerungsgeschwindigkeit. Die maximale Flüssigkeitspassage im Magen liegt bei Getränken zwischen 1000 und 1200 ml pro Stunde, wobei diese Werte ab einer Intensität von mehr als 70 % der maximalen Leistung deutlich abfallen. Bei gemäßigter Ausdauerbelastung werden deshalb alle 15 Minuten ca. 250 ml Flüssigkeitsersatz empfohlen (siehe Grafik 41).

Trinken bei intensiver Ausdauerbelastung

Da bei intensiver Ausauerbelastung die Magenentleerungsgeschwindigkeit deutlich geringer ist, wird auch weniger Flüssigkeit in den Darm und ins Blut transportiert. Deshalb sollte die Trinkmenge bei intensiver Ausdauerbelastung nur 4 x 150– 4 x 200 ml pro Stunde betragen (siehe Grafik 41).

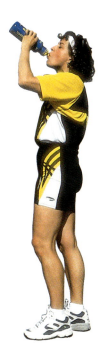

Bei mehrstündigen Ausdauerbelastungen sollte mit der Flüssigkeitsaufnahme schon nach 30 Minuten Wettkampfzeit begonnen werden, um einen frühen Flüssigkeitsmangel zu vermeiden. Ein Vergleich der Schweißverluste (siehe Grafik 39) zeigt, dass bei intensiver Belastung deutlich mehr Schweiß verloren geht als Flüssigkeit aufgenommen werden kann, so dass ein Flüssigkeitsmangel (eine Dehydration) im Laufe eines längeren Wettkampfes unvermeidlich ist. Untersuchungen haben ergeben, dass Ausdauersportler bei intensiven Belastungen häufig weniger als die Hälfte der empfohlenen Menge von stündlich 600–800 ml trinken. Dadurch tritt eine Dehydration noch früher auf, was einen frühen Leistungseinbruch zur Folge hat.

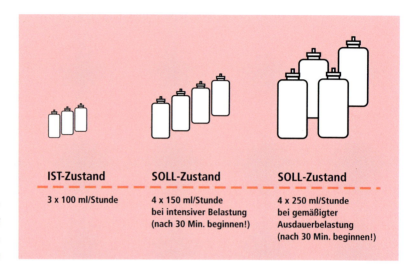

Grafik 41
Trinken bei Ausdauerbelastung

Effektives Trinken durch schnelle Magenpassage

Da bei Ausdauerbelastungen, die deutlich über eine Stunde dauern, neben der Flüssigkeitszufuhr auch die Kohlenhydrataufnahme wichtig ist, reicht eine reine Wasserzufuhr während der Belastung nicht aus. Damit die Getränke auch schnell wirken können, ist es wichtig, dass die Getränke schnell durch den Magen gehen. Eine schnelle Magenpassage bei Belastung bedeutet darüber hinaus eine gute Magenverträglichkeit.
Ein höherer Gehalt als 8 % Kohlenhydrate (entsprechend mehr als 80 g Kohlenhydrate pro Liter) senkt die Magenentleerungsgeschwindigkeit, so dass die Flüssigkeitsaufnahme reduziert ist. Cola-Getränke enthalten ungefähr 11 % Kohlenhydrate und sollten deshalb während der Belastung, wenn überhaupt, nur verdünnt getrunken werden. Die Magenentleerung ist auch verringert, bei Getränken mit organischen Fruchtsäuren, weshalb Apfel- oder Orangensaft unter Leistungsaspekten während intensiver Belastung nicht mehr empfohlen werden. Dieser hemmende Effekt auf die Magenentleerung tritt bei Fruchtsäften auch auf, wenn z.B. Apfelsaft durch Mischen mit einer gleichen Menge Mineralwasser verdünnt wird.

Die Magenentleerung ist weiterhin reduziert gegen Belastungsende, wenn der Körper bereits einen Flüssigkeitsmangel aufweist, d.h. wenn der Körper im Dehydrationszustand ist. Auch aus Gründen einer möglichst guten Magenentleerungsgeschwindigkeit ist deshalb das rechtzeitige Trinken von Anfang an wichtig und nicht erst dann, wenn man durstig wird. Auch das Trinken einer größeren Flüssigkeitsmenge auf einmal (z.B. 600 ml) verringert die Magenentleerungsgeschwindigkeit, ebenso wie hypertone (hochkonzentrierte) Getränke. Deshalb sollte man am besten alle 15 Minuten 250 ml trinken, beginnend bereits nach 30 Minuten.

In Grafik 42 sind die Faktoren zusammen gefasst dargestellt, welche die Magenentleerung verzögern. Bei sportlicher Belastung sollte auf die ernährungsabhängigen Hemmfaktoren der Magenentleerung verzichtet werden.

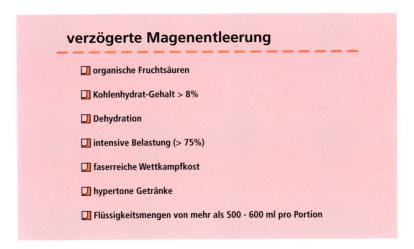

Grafik 42
Verzögerte Magenentleerung

Effektives Trinken durch isotonische und hypotonische Getränke

Alle Getränke mit einem hohen Anteil an einfachen Kohlenhydraten (Traubenzucker, Fruchtzucker) haben einen hohen Grad an Einzelteilchen. Solche Getränke haben einen höheren Teilchengrad als das Blut und sind somit hyperton. Werden solche Getränke getrunken (z.B. unverdünnte Cola und Fruchtsaftgetränke), so müssen die Schleimhäute im Magen-Darmbereich zunächst Wasser abgeben, um

Power-Versorgung am Wettkampftag

diese Getränke zu verdünnen. Dies ist während der Belastung nicht erwünscht, da es zu einem Flüssigkeitsverlust der Darmschleimhäute führt.

Bei Verwendung von Maltodextrin ist die Einzelteilchenzahl deutlich verringert. Das Getränk ist dann isoton (gleiche Teilchenkonzentration wie das Blut) oder hypoton (kleinere Teilchenkonzentration als das Blut, siehe Grafik 43). Isotone und hypotone Getränke sind zum schnellen Flüssigkeitsersatz im Sport besser geeignet, da die Schleimhäute des Magen-Darmbereiches kein zusätzliches Wasser zur Verdünnung abgeben müssen. Außerdem wird bei hypertonen Lösungen die Magenentleerungsrate verringert. Auch werden Erbrechen und Oberbauchkrämpfe durch hypertone Getränke begünstigt.

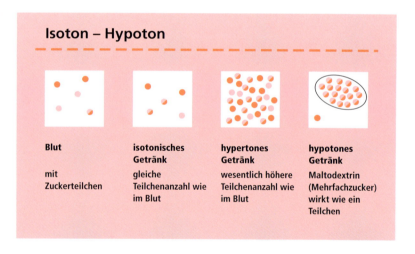

Grafik 43 Isoton – Hypoton

Schweißtreibende mehrstündige Belastungen benötigen Natrium

Der mengenmäßig wichtigste Mineralstoff, der beim Schwitzen verloren geht, ist Natrium. Durchschnittlich enthält ein Liter Schweiß ca. 1 g Natrium. An Hitze akklimatisierte sowie trainierte Sportler verlieren weniger Natrium mit dem Schweiß (0,7 g Natrium pro Liter Schweiß); wenig trainierte und an Hitze nicht akklimatisierte Sportler verlieren deutlich mehr Natrium (1,8 g Natrium pro Liter Schweiß).

Bei ungewohnten mehrstündigen sportlichen Belastungen (z.B. Marathon-Lauf, Ultra-Langlauf, Langtriathlon, Tennis-Match) kann sich besonders bei warmer

Umgebung durch den hohen Schweißverlust leicht ein Natriummangel entwickeln. Die Folgen eines Natrium-Mangels (Hyponatriumämie) sind im Anfangsstadion muskuläre Krämpfe und Muskelsteifigkeit und bei gravierendem Natriummangel (z.B. nach 8-stündigen Hitzeläufen ohne Natriumversorgung) Wassereinlagerungen im Gehirn (Hirnödem) und epileptische Anfälle (siehe Grafik 44 a). Wer unter der Belastung ständig einen verstärkten Harndrang empfindet, der sollte vor und während der Belastung mehr Natrium in sein Getränk packen (z.B. in Form von 2 g Salz pro Liter Getränk), da Natrium das Wasser im Körper stärker bindet. So kann dann die Ausscheidung über die Niere verzögert werden. Wer nur Tee oder Trinkwasser während mehrstündiger Belastung aufnimmt, hat einen größeren Harndrang, da diese Getränke kein Natrium enthalten und somit nur durch den Körper rauschen.

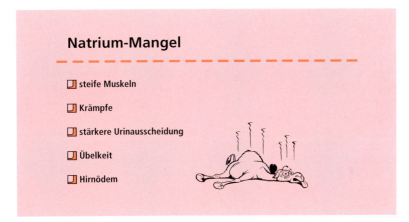

**Grafik 44 a
Natrium-Mangel**

Anmerkung Muskelkrämpfe

Krämpfe während der Belastung können nur mit Natrium behoben werden. Magnesium während der Belastung verbessert die Symptome von muskulären Krämpfen nicht. Von Magnesiumgaben während einer sportlichen Belastung wird sogar abgeraten, da Magnesium während der Belastung zu Magenkrämpfen und Durchfall führen kann. Eine magnesiumreiche Kost bzw. eine Magnesiumsubstitution ist jedoch nach dem Wettkampf sinnvoll. Eine Magnesiumsubstitution sollte langfristig über mehrere Wochen angelegt sein, da nur dann gewährleistet ist, dass im Muskel ein höherer Magnesiumspiegel auch angelegt wird.

In der Sportmedizin besteht deshalb darüber Einigkeit, dass bei langen, mehrstündigen sportlichen Belastungen in warmer Umgebung auf ein besonders natriumreiches Getränk mit mindestens 460 mg Natrium/l bis über 1000 mg Natrium/l zu achten ist. Aufgrund der Bedeutung des Natriums bei hoher sportlicher Belastung gibt es auch keine physiologische Obergrenze für Natrium, sondern nur eine geschmackliche, die bei ca. 1100 mg/Liter angegeben wird. Die Natriummenge, die nach der sportlichen Belastung durch feste Nahrung aufgenommen wird, genügt also nicht, da dies zu spät erfolgt. Natrium muss also während langer Belastung aufgenommen werden. Trinkwasser oder Cola enthalten fast kein Natrium, so dass diese Getränke bei sportlicher Belastung auf die Dauer gesehen nicht sinnvoll sind. Wer seine Getränke selbst zusammenstellen will, der sollte bei schweißtreibender langer Belastung ungefähr 2 g Salz (Natriumchlorid) pro Liter Getränk beifügen (entsprechend ungefähr einen halben Teelöffel pro Liter). Eine bessere Natriumquelle als Natriumchlorid stellt jedoch der basische Rohstoff Natriumhydrogencarbonat (Natriumbicarbonat) dar, da der Hydrogencarbonat-Anteil eine zusätzliche Funktion als basischer Säurepuffer hat.

Natriumhaltige Getränke sind jedoch nicht nur bei langen, mehrstündigen Ausdauerbelastungen zum Ausgleich des Natriumverlustes entscheidend, sondern sie beschleunigen auch die Flüssigkeits- und Kohlenhydrataufnahme im Darm. Die Bedeutung von natriumreichem Trinken während der sportlichen Belastung ist in Grafik 44 b zusammenfassend dargestellt.

**Grafik 44 b
Energy-Kick
durch Natrium**

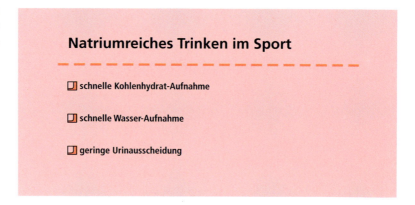

Effektives Trinken durch basische Getränke

Eine Zusammenfassung aller methodisch exakt durchgeführten Studien zur Wirkung von Bikarbonat (Hydrogencarbonat) auf die sportliche Leistungsfähigkeit belegt, dass eine Bikarbonatgabe die Leistungsfähigkeit bei intensiven bis hochintensiven Belastungen verbessert, bei denen muskuläre Übersäuerungen auftreten (anaerober Abbau der Glykogenspeicher). Nachgewiesen werden konnte unter Bikarbonatgabe ein Abfall der muskulären Säure, eine Abnahme des subjektiven Ermüdungsgefühls bei gleicher Belastungsintensität sowie eine Zunahme der Leistungsfähigkeit bei hochintensiven bis zur Erschöpfung durchgeführten Belastungen.

Sportler, die sich also hochintensiv belasten, sollten besonders vor und möglichst auch während der sportlichen Belastung bikarbonatreiche Getränke (Bicarbonat-Gehalt über 1500 mg/l) auswählen, um die säurepuffernde Kapazität des Blutes zu erhöhen. Besonders bei den intervallmäßigen Belastungen in Mannschaftssportarten (Fußball, Handball, Basketball, Eishockey, Hockey, usw.) sollte vor dem Spiel und in den Pausen ein bikarbonatreiches, säurepufferndes Getränk gereicht werden. Wer sein Wettkampfgetränk selbst herstellen will, der sollte als Flüssigkeitsquelle ein bikarbonatreiches, stilles Mineralwasser nehmen.

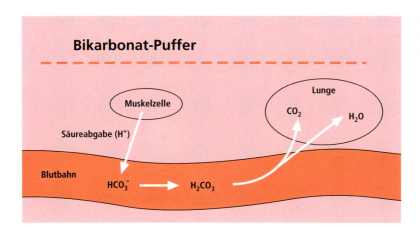

*Grafik 45
Bikarbonat-Puffer*

Power-Versorgung am Wettkampftag

Grafik 45 zeigt im Schema die Bikarbonat-Wirkung: Durch Erhöhung der Bikarbonatreserve im Blut (mehr HCO_3^--Vorräte), ist der Muskel in der Lage, angefallene Säuren (H^+) schneller an das Blut abzugeben. Der Muskel kann somit schneller entsäuern und ist dadurch schneller wieder leistungsfähig. Das Bikarbonat (HCO_3^-) kann dabei die vom Muskel stammende Säure aufnehmen, wobei Kohlensäure (H_2CO_3) entsteht. Kohlensäure zerfällt in Kohlendioxid (CO_2) und Wasser (H_2O) und wird über die Lunge abgeatmet. Über den Bikarbonatpuffer im Blut wird somit Säure über die Atemluft in Form von Kohlendioxid und Wasser abgeatmet.
Auch die Naturheilkunde empfiehlt, neben dem basenreichen Trinken auch die Ernährung basenorientiert und somit säurepuffernd zu gestalten. Als besonders basenstark gelten Obst, Gemüse, Kartoffeln und magere Molkeprodukte. Eine basenstarke Ernährung wird in der Naturheilkunde besonders empfohlen bei Stress und vorausgehender säurereicher Ernährung (Fleisch, Kaffee), um Körper und Gewebe zu entschlacken.

In Grafik 46 sind die Faktoren für ein effektives Trinken bei mehrstündigen Belastungen zusammengefasst dargestellt, wobei auch die Aminosäuren schon aufgeführt sind (siehe Baustein 13).

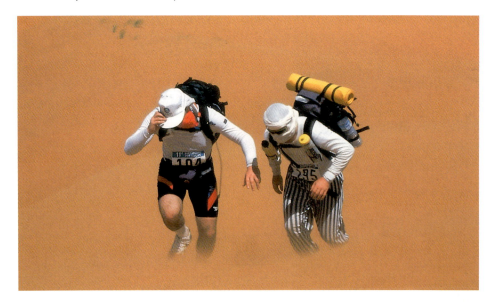

Trinken im Sport

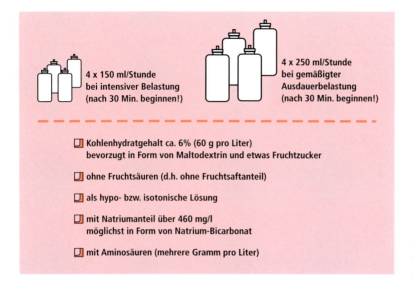

Grafik 46
Effektives Trinken bei mehrstündigen Ausdauerbelastung

Trainieren Sie effektives Trinken – nur dann können Sie dies im Wettkampf umsetzen.

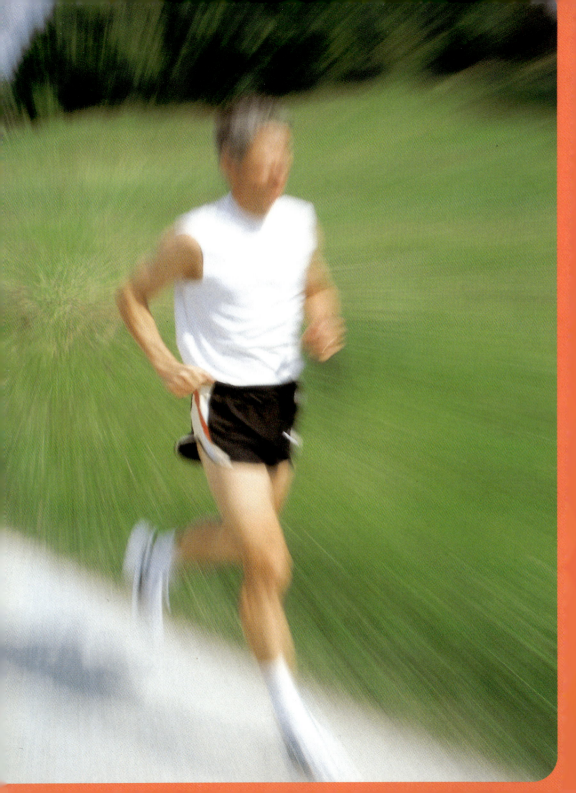

Baustein 13: Sportliche Belastungen benötigen Aminosäuren

Verzweigtkettige Aminosäuren gegen mentale Ermüdung

Eine generelle Eiweißaufnahme in großen Mengen (mehr als 20 Gramm) direkt vor einer Belastung ist nicht empfehlenswert, weil das die Energiebereitstellung stören kann. Leistungsstabilisierend wirkt jedoch eine gezielte Aufnahme von speziellen Aminosäuren vor und auch während der Belastung.

Erste Untersuchungsergebnisse liegen vor, dass die Einnahme von einigen Gramm verzweigtkettigen Aminosäuren (Valin, Isoleucin, Leucin) direkt vor oder während der körperlichen Aktivität die mentale und körperliche Leistungsfähigkeit erhöht. Erklärt wird dies damit, dass die verzweigtkettigen Aminosäuren mit zunehmender körperlicher Belastung direkt von der Muskulatur zur Energiebereitstellung genutzt werden und somit abnehmen.
Außerdem wurde festgestellt, dass die Aufnahme von verzweigtkettigen Aminosäuren die Abnahme der Aminosäure Glutamin verhindert. Durch den erhöhten Glutaminspiegel bleibt der Sportler widerstandsfähiger gegenüber Erkältungen, ebenso ist die Gefahr von Übertraining verringert. Einen hohen Gehalt an verzweigtkettigen Aminosäuren haben besonders die von Molkeneiweiß und Hafereiweiß. Empfehlenswert bei mehrstündigen Belastungen (Marathon, Triathlon, Duathlon, Tennis) sind deshalb Sportriegel und Sportgetränke, die mit diesen Eiweißen angereichert sind.

Ammoniaksenkende Aminosäuren für muskuläre und mentale Frische

Ammoniak fällt als Ermüdungsfaktor sowohl bei kurzen und intensiven als auch bei langandauernden, wenig intensiven Belastungen an. Bei mehreren Untersuchungen konnte gezeigt werden, dass es Muskulatur und Gehirn ermüdet. Auch Gleichgewichtsstörungen am Ende einer großen sportlichen Belastung werden damit in Verbindung gebracht.
Es ist möglich, erhöhte Ammoniakwerte bei langer und/oder intensiver Belastung durch die Aufnahme der Aminosäuren Asparaginsäure, Glutaminsäure und Arginin

schneller abzubauen. Eine Steigerung der Ausdauerkapazität durch ammoniaksenkende Aminosäuren wird jedoch nur erreicht, wenn diese Aminosäuren in ausreichender Menge vor oder während der Belastung aufgenommen werden. Aufgrund sportmedizinischer Untersuchungen werden mindestens 10 g dieser Aminosäuren, zusätzlich zur normalen Kost, im Laufe der letzten 24 Stunden vor der Belastung empfohlen. Geeignet sind hierfür Aminosäurepräparate oder Sportgetränke, die stark angereichert sind. Einen hohen Arginin-Gehalt von 2,3 g / 100 g besitzen auch Weizenkeime, deshalb sind am Vortag eines Wettkampfes 50 g Weizenkeime empfehlenswert, aufgelöst in Magermilch, Joghurt oder Fruchtsaft. Weizenkeime gehören zur täglichen hochwertigen Nahrungsergänzung. Essen Sie sie gezielt am Vortag des Wettkampfes in der großen 50-g-Portion!

Aminosäuren zur Verletzungsvorbeugung und Immunstabilisierung

Wie schon bei Baustein 3 ausgeführt, verbraucht der Körper bei mehrstündigen Belastungen verstärkt Aminosäuren. Neuere Untersuchungen zeigen, dass der Aminosäure-Verbrauch bislang unterschätzt wurde. Der Aminosäure-Verbrauch für die körpereigene Kohlenhydratbildung (Gluconeogenese) zieht nämlich mehr Aminosäuren ab, als bislang gedacht wurde. Ziel einer Powerversorgung bei einem mehrstündigen Wettkampf oder einer langen Trainingseinheit ist die Schonung der Aminosäure-Reserve. Eine gute Grundlagenausdauer und die Aufnahme von ausreichend Kohlenhydrate und Aminosäuren während der Belastung garantieren dies (siehe Grafik 47 a).

Grafik 47 a
Schonung der Aminosäure-Reserve bei langer Belastung

Schonung der Aminosäure-Reserve

- durch gute Grundlagenausdauer, dadurch gut trainierter Fettstoffwechsel
- durch Kohlenhydrat-Aufnahme (40 - 60 g pro Belastungsstunde)
- durch Aminosäure-Versorgung (10 - 15 g pro Belastungsstunde)

Sportliche Belastungen benötigen Aminosäuren

Fehlt die Zufuhr von Aminosäuren und Kohlenhydraten während langer Belastung, nimmt die Aminosäure-Reserve in Muskulatur und Blut sehr stark ab. Aminosäuren stehen dann für den Aufbau von Muskeln, Sehnen und Bänder sowie für das Immunsystem nicht mehr in ausreichender Menge zur Verfügung. Dadurch treten verstärkt Probleme in diesen Bereichen auf. Je größer der Abbau der Aminosäure-Reserve bei langer Belastung ist, desto höher ist die Anfälligkeit gegenüber Verletzungen und Infektionen (siehe Grafik 47 b).

Nehmen Sie bei mehrstündigen Belastungen zur Verletzungsprophylaxe und für ein starkes Immunsystem pro Belastungsstunde 10–15 g Eiweiß auf. Das Eiweiß sollte dabei einen möglichst hohen Anteil an verzweigtkettigen Aminosäuren (Valin, Leucin, Isoleucin), an ammoniaksenkenden Aminosäuren (Asparaginsäure, Glutaminsäure, Arginin) und an Glutamin (siehe Baustein 17) enthalten. Besonders Molkeneiweiß ist bei mehrstündiger Belastung empfehlenswert, da es speziell diese Aminosäuren in ausreicheender Menge enthält.

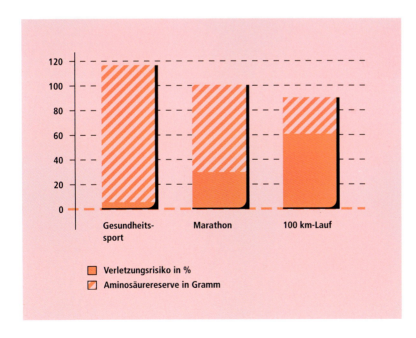

Grafik 47 b Verletzungs- und Infektionsgefahr steigen mit abnehmender Aminosäurereserve

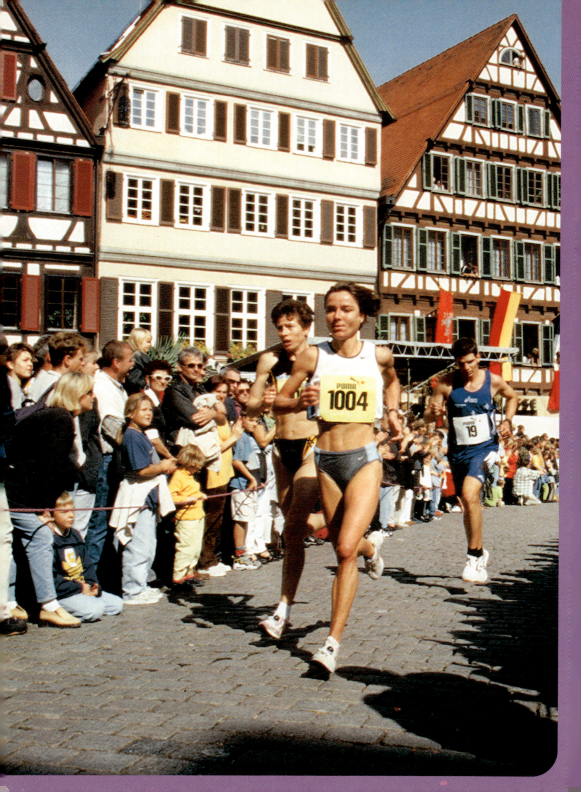

Starke Sehnen und Bänder

Völlig zu Unrecht wurde Bindegewebe in der medizinischen Forschung lange vernachlässigt, weshalb Therapieempfehlungen hauptsächlich aus der Naturheilkunde und der orthomolekularen Medizin gekommen sind. Das Bindegewebe eines Erwachsenen hat ein Gesamtgewicht von ca. 12 kg und vernetzt jedes Organ und auch die Nerven untereinander. Über Bindegewebsstrukturen (Sehnen und Bänder) wird auch die Muskulatur mit dem Knochen verbunden.
Da jedes Organ auch von Bindegewebe umgeben ist, ist ein gesundes Bindegewebe eine Voraussetzung für funktionierende, leistungsfähige Organleistungen.

Baustein 14: Bindegewebe benötigt spezielle Nährstoffe

Bindegewebe-Strukturen sind bei hoher Belastung anfällig

Kennen Sie auch das Problem: ein neues Ziel im Laufbereich ist anvisiert, unter Entbehrungen wurde der Trainingsumfang gesteigert und dann auf einmal zwickt es in der Achillessehne, das Knie, die Hüfte oder der Rücken schmerzt? Dies sind Anzeichen von schwach ausgebildeten Bindegewebe-Strukturen, die dann bei hoher Belastung anfällig sind (siehe Grafik 48). Probleme in diesem Bindegewebe-Bereich müssen nicht sein – durch eine intelligente Ernährung können Sie Ihr Bindegewebe entscheidend kräftigen. Auch langfristig hohe Belastungen sind dann für Sie kein Problem mehr.

Starke Sehnen und Bänder

---

gefährdetes Bindegewebe

- ☐ Bänder und Sehnen
- ☐ Gelenkknorpel
- ☐ Gelenkkapsel
- ☐ Zwischenwirbelscheiben

Grafik 48 Bindegewebe-Strukturen, die bei hoher Belastung anfällig sind

Starkes Bindegewebe benötigt einen langfristigen Trainingsaufbau

Sehnen und Bänder stellen meist den Schwachpunkt im Körper dar. Ebenso beansprucht sind die Knorpelstrukturen, die den Knochen in den Gelenkbereichen überziehen und ihn vor einem direkten Abrieb schützen.

Sehnen und Bänder verbinden die Muskulatur mit dem Knochen und sind somit bei jeder Bewegung mitbeansprucht. Während sich jedoch das Herzkreislauf-System und die Muskulatur an Trainingsreize sehr schnell anpassen und somit gut trainierbar sind, passen sich Bindegewebestrukturen nur in einem Zeitraum von mehreren Monaten an höhere Belastungen an: Die Leistungsfähigkeit verbessert sich durch ein trainiertes Herz und durch trainierte Muskeln sehr schnell, wobei Sehnen-, Band- und Knorpelbereiche noch „die alten" nicht angepassten Strukturen beinhalten. Somit entsteht ein Ungleichgewicht in der Belastbarkeit des Körpers, was eine erhöhte Verletzungsanfälligkeit im Sehnen- und Bandbereich bedeutet.

Ein Saisonziel und höhere Belastungen müssen langfristig angesteuert werden, damit Sehnen und Bänder genügend Zeit haben, sich anpassen zu können.

Bindegewebe benötigt spezielle Nährstoffe

Starkes Bindegewebe benötigt Kieselsäure

Bindegewebestrukturen bestehen aus geformten Eiweißbestandteilen (= kollagene Fasergerüst-Eiweiße), die in einer Grundsubstanz aus sogenannten Glykosaminoglykanen (= Hyaluronsäure-Proteoglycan-Aggregate) eingebettet sind (siehe Grafik 49). Für die Bildung dieser Grundsubstanz sind vor allem die schwefelhaltigen Aminosäuren Methionin und Cystein notwendig. Die wichtigsten Nährstoffe für starkes Bindegewebe, z.B. für starke Sehnen und Bänder, sind bindegewebsaufbauende Aminosäuren und zusätzlich Kieselsäure. Diese beinhaltet als zentralen und funktionsbestimmenden Baustoff Silicium. Silicium fördert einerseits die Bildung der kollagenen Eiweißfasern sowie der Grundsubstanz. Andererseits sorgt Silicium auch für eine bessere Quervernetzung von kollagenen Fasern und von Grundsubstanz (siehe Grafik 49). Dadurch ist Silicium sowohl für die körpereigene Produktion von Bindegewebe als auch in der Ausbildung einer festen Bindegewebsstruktur bedeutsam. Feste Bindegewebsstrukturen bedeuten auch einen verbesserten Nährstofftransport.

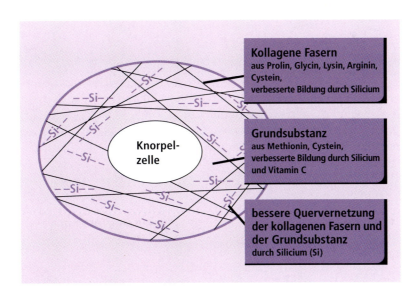

**Grafik 49
Bindegewebsaufbau am Beispiel einer Knorpelstruktur**

Eine kieselsäurereiche Ernährung bewirkt dadurch eine verbesserte Festigkeit, Elastizität und Belastbarkeit von Sehnen, Bändern, Knorpeln, Blutgefäßen und der Haut. Unzureichende Zufuhr von Kieselsäure bedeutet nicht nur mangelhafte Belastbarkeit im Bindegewebebereich, sondern auch schlechte Heilung von Wunden und Knochenbrüchen. Auch Haare und Nägel benötigen Kieselsäure. Ebenso wird eine erhöhte Krebsrate mit einer kieselsäurearmen Ernährung in Verbindung gebracht. In Grafik 50 a ist die Bedeutung einer kieselsäurereichen Ernährung zusammengefasst dargestellt.

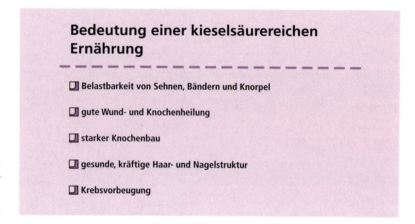

Grafik 50 a:
Bedeutung einer kieselsäurereichen Ernährung

Kieselsäurereiche Lebensmittel sind Ackerschachtelhalm-Extrakte, Vollkornreis, Haferflocken, Hirse und Gerste (siehe Grafik 50 b). Auch in der Kartoffelschale steckt eine große Portion Kieselsäure, deshalb sollten Ausdauersportler möglichst oft Kartoffeln aus Bio-Anbau mit der Schale essen. Mineralische Kieselerde- bzw. Kieselsäure Präparate sind nicht zu empfehlen, da die Aufnahmefähigkeit im Darm (Resorptionsquote) unter 1 % beträgt, während ein wässriger Ackerschachtelhalm-Extrakt zu fast 100 % verwertet wird.

 Kieselsäurereiche Lebensmittel und Ergänzungen täglich einbeziehen.

Bindegewebe benötigt spezielle Nährstoffe

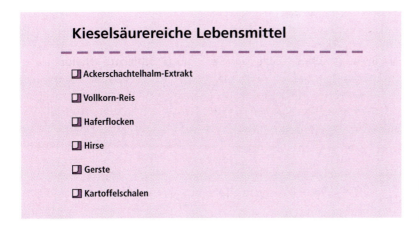

Grafik 50 b
Kieselsäure-
reiche
Lebensmittel

Anmerkung Haferflocken:

Hafer ist nicht nur reich an Kieselsäure sondern auch an Cystin. Diese ist eine wichtige Aminosäure der Grundsubstanz (siehe Grafik 49). Haferprodukte sind deshalb für ein festes Bindegewebe ganz wichtige Lebensmittel.

Festes Bindegewebe benötigt auch Vitamin C

Die Bindegewebsbildung im Bereich der Grundsubstanz (siehe Grafik 49) wird nicht nur durch Silicium verbessert sondern auch durch Vitamin C. So wurde die beste Bindegewebsbildung festgestellt, wenn die Ernährung gleichzeitig sowohl reich an Silicium und Vitamin C war.

Für ein belastbares Bindegewebe sollten deshalb täglich immer ein Liter Orangensaft oder mehrere Zitrusfrüchte (Orangen, Grapefruits, Kiwis) aufgenommen werden.

Bindegewebsaufbauende Aminosäuren nach dem Sport

Die Grundlage einer bindegewebeaufbauenden Ernährung ist eine hochwertige Eiweißversorgung (siehe Baustein 3) in Kombination mit einer kieselsäure- und Vitamin-C-reichen Ernährung. Für einen optimalen Eiweißstoffwechsel (z.B. Umbauarbeiten im Muskel-, Sehnen- und Bandbereich) ist auch eine ausreichende Vitamin-B6-Versorgung durch Vollkornprodukte, Hefeflocken, Fisch und Fleisch wichtig. Besonders nach Trainings- und Wettkampfbelastungen ist die hochwertige Eiweißversorgung wichtig, damit genügend „Baumaterial" für das Bindegewebe (besonders für den Sehnen- und Bandapparat) zur Verfügung steht.

Je früher nach dem Sport neben den Eiweißen auch Kohlenhydrate aufgenommen werden, desto früher kommt der Körper in eine aufbauende, erholende Stoffwechsellage, wodurch weitere Abbauvorgänge im Körper gestoppt werden. Die erste bindegewebsaufbauende Maßnahme nach dem Sport ist deshalb, möglichst schnell und effektiv zu trinken, wobei in einem guten Regenerationsgetränk sowohl Kohlenhydrate als auch Aminosäuren enthalten sein sollten.

Auch die Mahlzeiten nach dem Sport sollten möglichst früh erfolgen (siehe Baustein 15). Geeignete Mahlzeiten sind die Super-Carboloading-Menüs, die bereits in Grafik 12 aufgeführt wurden: neben Kohlenhydratenspendern wurden hierbei auch hochwertige Eiweißträger berücksichtigt.

Falls nach einer Ernährungsausrichtung mit mehr natürlicher Kieselsäure, mehr Vitamin C sowie mit hochwertigen Regenerationsgetränken und mit hochwertigen Super-Carboloading-Menüs immer noch Schwachpunkte und Probleme im Bindegewebebereich bestehen, so können zusätzlich Gelatine- oder Muschelpulver-Produkte verzehrt werden. Durch diese Nahrungsergänzungsprodukte wird sichergestellt, dass genügend bindegewebsaufbauende Aminosäuren (Prolin, Glycin, Lysin, Arginin, Methionin, Cystein, siehe Grafik 49) aufgenommen werden. Eine zusammenfassende Darstellung, welche Lebensmittel besonders bindegewebsaufbauende Aminosäuren enthalten sind in Grafik 50 c dargestellt.

Bindegewebsaufbauende Aminosäuren stecken nicht nur in Gelatine oder Muschelpulver-Produkten. Helfen Sie täglich Ihrem Bindegewebe auf die Sprünge mit 30 g Weizenkeimen, 50 g Haferflocken und 3 EL reinem Molkeneiweiß

Bindegewebe benötigt spezielle Nährstoffe

Bindegewebsaufbauende Aminosäuren

Prolin	Gelatine, Muschelpulver, Molkeneiweiß, Käse, Weizenkeime, Orangensaft
Glycin	Gelatine, Muschelpulver, Molkeneiweiß (als threoninhaltiger Glycinvorläufer), Gummibärchen, Hafer, Rindfleisch
Lysin	Gelatine, Weizenkeime, Amaranth
Arginin	Gelatine, Weizenkeime
Methionin	Molkeneiweiß, Hafer
Cystein	Hafer, Mais, Eiklar, Molkeneiweiß

Grafik 50 c Bindegewebsaufbauende Aminosäuren

Schutz des Bindegewebes durch Kohlenhydrate und zusätzlich Aminosäuren bei langer Belastung

Bei allen mehrstündigen Belastungen werden verstärkt auch Eiweiße verbrannt. Die Eiweiße stammen aus der Aminosäure-Reserve, die in Muskulatur und Blut angelegt ist (siehe Grafik 47 b) und ist mit ca. 110 g sehr begrenzt. Der Körper benötigt diese Aminosäure-Reserve für den Aufbau von neuen Sehnen und Bändern, für die Muskulatur, für Hormone und Enzyme und für das Immunsystem (siehe Grafik 17). Zum Schutz dieser Reserve benötigt der Sportler eine gute Grundlagenausdauer und während der Belastung rechtzeitig Kohlenhydrate und zusätzliche Aminosäuren.
Werden bei mehrstündigen Belastungen keine Kohlenhydrate und keine zusätzlichen Aminosäuren über einen eiweißhaltigen Energie-Riegel oder über eiweißhaltige Sportgetränke zugeführt, so sinkt die Aminosäure-Reserve stark ab. Dies kann dann zu Sehnen- und Bänderproblemen (z.B. im Knie- und Achillessehnen-Bereich) führen. Auch bei gut durchtrainierten Hochleistungssportlern im ULTRA - Ausdauerbereich (z. B. Langdistanz-Triathlon-Strecke) ist das Risiko für Bandscheibenprobleme größer, wenn sie regelmäßig bei den mehrstündigen Trainingsbelastungen zu wenig Kohlenhydrate und Aminosäuren aufnehmen.

Oxidationsschutz von Bindegewebe

Ein Schutz vor Überlastungsschäden des Bindegewebes können auch die Vitamine C, E, ß-Carotin und das Spurenelement Selen bewirken (siehe auch Baustein 5). Diese zellschützenden Vitamine und das Spurenelement Selen sind besonders wichtig nach Trainingspausen und in Phasen mit gesteigerter Trainingsleistung.

Herunterregulierung von entzündlichen Sehnen und Bändern

Entzündliche Sehnen- und Bänderbereiche weisen auf eine Überlastung hin und benötigen deshalb eine Trainingspause. Überschießende Entzündungsreaktionen können normalisiert und gesenkt werden durch eine hohe Vitamin E-Anwendung (täglich ca. 400 mg) und durch Omega-3-Fettsäuren in Form von täglich Fisch oder Fischölkapseln oder durch einen Esslöffel Speiseleinöl pro Tag.

Gesamtkonzept für ein starkes Bindegewebe

Die fünf wichtigsten Einflussfaktoren auf ein starkes Bindegewebe sind in Grafik 51 zusammengefasst dargestellt. Berücksichtigen Sie täglich festigkeitsaufbauende, kieselsäure- und Vitamin C-reiche Lebensmittel, ebenso eine schnelle Kohlenhydrateinlagerung in Verbindung mit einer hochwertige Eiweißversorgung (siehe Super-Carboloading, Grafik 12). Bei längeren sportlichen Belastungen sollten Sie rechtzeitig Kohlenhydrate und Aminosäuren aufnehmen, um Abbauerscheinungen von Sehnen und Bändern gering zu halten.

Ihre Sehnen können Sie während langer, mehrstündiger Belastung durch Aufnahme von stündlich ca. 40 g Kohlenhydrate und 10 g Eiweiß schützen.

Bindegewebe benötigt spezielle Nährstoffe

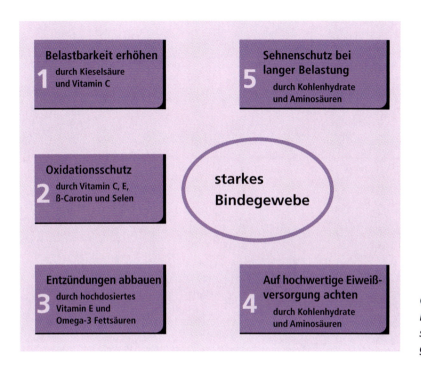

Grafik 51
Maßnahmen zu starkem Bindegewebe

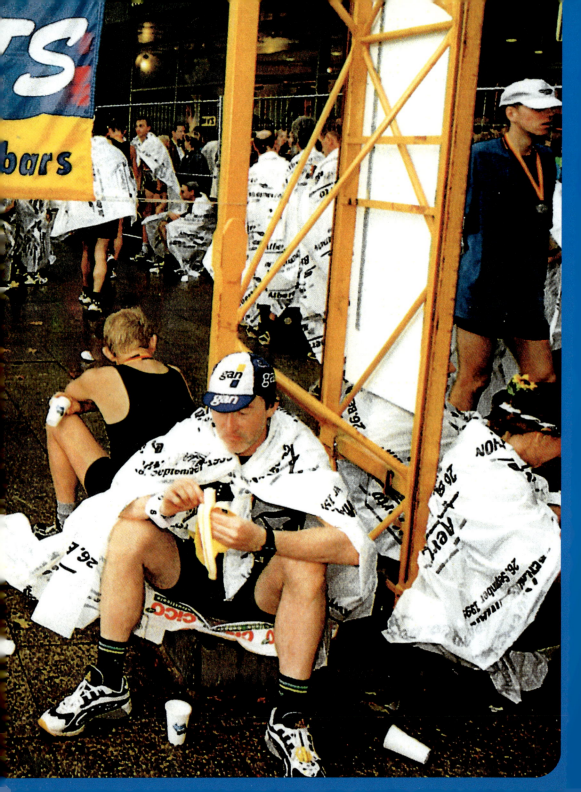

Bessere Erholung = bessere Leistung

Nur wer sich gut erholt, setzt Trainingsreize optimal um, erzielt also einen messbaren Trainingsfortschritt. Erst wenn das vorausgegangene Training vom Körper verarbeitet worden ist, ist es sinnvoll, eine neue Trainingseinheit anzusetzen. Training ohne ausreichende Regeneration bedeutet Leistungseinbruch und erhöhte Verletzungsgefahr.

Baustein 15: Schnellere Erholung durch intelligentes Trinken und Essen nach dem Sport

Super-Carboloading für eine Super-Erholung

Wenn mehrere Wettkämpfe innerhalb kurzer Zeit zu absolvieren sind oder wenn mehr als dreimal pro Woche trainiert wird, ist eine schnelle Rehydration (Auffüllung des Flüssigkeitsdefizits) und eine schnelle Auffüllung der Kohlenhydratspeicher (Glykogenspeicher) in Leber und Muskulatur wichtig. Ebenso sollten die muskulären und strukturellen Anpassungserscheinungen im Eiweißbereich schnell erfolgen.
Da Getränke wesentlich schneller durch den Magen gehen und damit für den Aufbau des Körpers wesentlich schneller zur Verfügung stehen als feste Mahlzeiten, ist es sinnvoll, ein hochwertiges Getränk zur gezielten Regeneration bereits unmittelbar nach Wettkampf oder Training, also noch vor dem Duschen, zu trinken.
Die Parameter eines wirksamen Regenerationsgetränkes sind in Grafik 52 a dargestellt.

Bessere Erholung = bessere Leistung

Regenerationsgetränk

Kohlenhydratgehalt	ca. 60-80 g pro Liter
Natriumgehalt	mindestens 400 mg pro Liter
Kaliumgehalt	über 600 mg pro Liter
Eiweiß	ca. 20-25 g pro Liter

Grafik 52 a Parameter eines wirksamen Regenerationsgetränkes

Die speziell erholungsfördernden Aminosäuren zeigt Grafik 52 b. Wie zu sehen ist, hat besonders Molkeneiweiß einen hohen Anteil dieser regenerationsfördernden Aminosäuren. Jedes gute Regenerationsgetränk enthält deshalb eine Extraportion Molkeneiweiß.

erholungsfördernde Aminosäuren	erholungsfördernde Wirkung
Glutamin	Förderung der Glykogenbildung
Glutaminsäure Asparaginsäure Arginin	schneller Abbau des Ermüdungsfaktors Ammoniak
Leucin Isoleucin Valin	Aufbau muskulärer Strukturen, schneller Abbau des Ermüdungsfaktors Ammoniak

Grafik 52 b Erholungsfördernde Aminosäuren und deren Wirkung

Molkeneiweiß macht müde Beine munter.

Bereits 1–2 Stunden nach dem Wettkampf ist dann auch feste Nahrung empfehlenswert. Diese Mahlzeit sollte ebenfalls reich an Kohlenhydraten, Kalium und Eiweiß sein und auch zusätzlich Chrom enthalten (siehe Baustein 1, Super-Carboloading, Grafik 12). Die Mahlzeiten-Kompositionen, die zum Super-Carboloading führen, wurden in Grafik 12 auch zusammengestellt unter dem Aspekt einer hohen Eiweißwertigkeit. Mahlzeiten mit einer hohen biologischen Eiweißwertigkeit sind besonders nach langer und harter Belastung wichtig für Muskulatur, Sehnen, Bänder und Immunsystem.

Magnesium- und Zink in der frühen Erholungszeit

Günstig in der frühen Regenerationsphase ist auch eine magnesium- und zinkreiche Lebensmittelauswahl (siehe Baustein 4) oder eine zusätzliche Zufuhr von Magnesium (ca. 200–300 mg) und Zink (ca. 5–10 mg) über ein Sportgetränk oder in Form einer Nahrungsergänzung (Kapsel oder Brausetablette). Magnesium wirkt wie eine Zündkerze für viele Körpervorgänge, während Zink besonders den Aufbau von Eiweißstrukturen (Muskulatur, Sehnen, Bänder, Immunkörper) fördert.

Regenerationskiller Alkohol möglichst meiden

Bei höherem Alkoholgenuss (über $1/2$ Liter Bier oder mehr als $1/4$ Liter Wein) verschlechtert sich die Magnesiumbilanz bedeutsam. Da nach dem Training und nach dem Wettkampf der Magnesiumstatus belastungsbedingt erniedrigt ist, verursacht Alkohol eine zusätzliche Magnesiumverarmung. Darüber hinaus wird durch erhöhten Alkoholkonsum auch die Ausschüttung des körpereigenen Wachstumshormons deutlich reduziert. Als Folge dauert die muskuläre Erholung und damit auch die Trainingsanpassung deutlich länger.

Regenerationskiller gesättigte Fettsäuren einsparen

Fette verzögern die Magenentleerung. Dadurch verursacht eine fettreiche Ernährung eine deutlich verzögerte Kohlenhydrateinlagerung in Muskulatur und Leber. Bei einer kohlenhydratreichen Ernährung in Verbindung mit viel Kalium und Chrom sowie etwas Eiweiß (siehe Grafik 12) sind die Kohlenhydratspeicher schon nach 24 Stunden wieder ausreichend gefüllt. Dadurch kann der Körper schnell wieder belastet werden. Bei einer fettreichen Ernährung dauert die Kohlenhydrateinlagerung mit 72 Stunden drei Tage länger. Strategien für eine fettbewusste Ernährung können dem Baustein 2 entnommen werden.

Gesamtkonzept für eine schnelle Regeneration durch Ernährungsmaßnahmen

Bei hoher Trainings- und beruflicher Belastung sollten alle erholungsfördernden Ernährungsmöglichkeiten ausgeschöpft werden, um eine höhere Leistungsfähigkeit zu erhalten (siehe Grafik 53). Das Umsetzen dieser Ernährungsmaßnahmen schützt auch vor frühzeitigem burn-out (ausgebrannt sein) und vor Verletzungen.

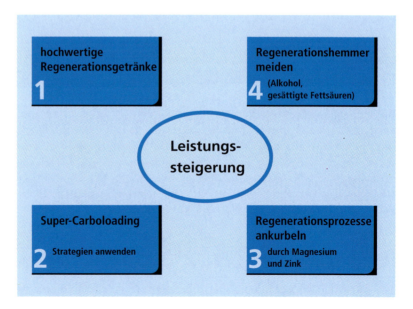

Grafik 53
Schnelle Regeneration durch intelligentes Essen und Trinken

Intelligentes Trinken und Essen nach dem Sport

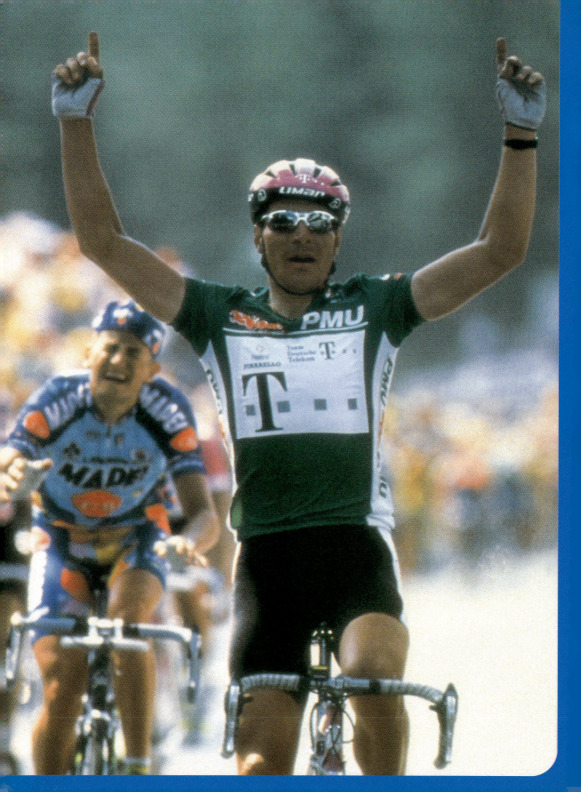

Baustein 16: Schnellere Erholung durch intelligente Trainingssteuerung

Arbeit für den Organismus

Training – ganz allgemein gesehen – ist eine Störung, fast ein Ärgernis für unseren Organismus. Er wird gezwungen, sich auf die Trainingsbelastung einzustellen. Er muss beispielsweise Energie produzieren, indem er Energieträger (Kohlenhydrate, Fette, Aminosäuren), die im Körper gespeichert sind, abbaut. Er muss den Kreislauf aktivieren, also die Herzfrequenz erhöhen, möglicherweise den Blutdruck steigern, die Atmung beschleunigen und viele weitere Funktionen aktivieren. Wenn er nach der Belastung zur Ausgangssituation zurückkehrt, beschäftigt er sich sozusagen mit der Nachbereitung der Anstrengung. Er füllt die entleerten Speicher wieder auf, ersetzt verloren gegangenes und bereitet sich auf diesem Wege auf die nächste Belastung vor. Regelmäßiges Training führt daher zu spürbaren, oft sichtbaren Anpassungen: Die Leistungsfähigkeit steigt.

Experten in Sachen Training verstehen es, aus möglichst wenig viel zu machen. Mit dem geringst möglichen Einsatz das maximale Ergebnis zu erzielen ist der Traum jedes Leistungssportlers, jedes Trainers.

Wie in der Medizin – die Dosis macht's

Abhängig von der eigenen Leistungsfähigkeit kann dieselbe Trainingsbelastung – zum Beispiel ein gemeinsamer 10-km-Lauf – für den einen eine Überlastung, für den anderen eine Unterforderung darstellen. Allgemein verbindliche Regeln über Trainingsbelastung gibt es nicht, kann es nicht geben. Denn die Ausgangssituation jedes einzelnen Menschen ist unterschiedlich, sein Alter, seine Konstitution, sein Fitnessgrad, sein Talent. Insofern ist eine individuelle Dosierung Voraussetzung für das optimale Trainingsergebnis. Unterforderung bedeutet, dass der Trainingsreiz zu gering war, überhaupt die beabsichtigten Anpassungen zu provozieren.

Überforderung hat den Nachteil, dass sich der Organismus nicht in einer akzeptablen Zeit erholt und wieder trainingsbereit ist, sondern dass ein unverhältnismäßig langer Zeitraum bis zur nächsten Belastung verstreicht. Auch hier kann es nicht zum optimalen Trainingsergebnis kommen.

Vom Leichten zum Schweren – das Prinzip der methodischen Reihe

Aller Anfang ist schwer. (Mancher Marathonaspirant wird darauf schwören, dass der Volksmund ein Läufer gewesen ist.) Um den Start in eine aktivere, gesundheitsfördernde Freizeitgestaltung nicht gleich zum traumatischen Erlebnis zu machen, sollte der Anfänger nicht zu viel von sich verlangen. Dazu gehört natürlich eine gehörige Portion Geduld. Denn wenn ich mir zum Jahreswechsel 2001 schon vorgenommen habe, ab sofort regelmäßig zu laufen, dann muss doch auch bald etwas zu spüren, zu sehen oder an der Stoppuhr abzulesen sein.

Leider wird dieser Blitzeffekt in 99% der Fälle nicht eintreten. Gut Ding will Weile haben! Nochmal der Volksmund, und nicht einmal hat er Recht. Beginnen Sie wie die Schulanfänger mit ganz kleinen Häppchen. Sie verpassen nichts, wenn Sie den allerersten Trainingslauf schon nach 10 Minuten beenden. Allenfalls verpassen Sie Muskelkater und andere Überbelastungsbeschwerden, die Ihr Körper sehr bald als Signal dafür aussenden wird, dass ihm diese neue Sache doch sehr suspekt und unbehaglich ist. Geben Sie ihm Zeit, sich daran zu gewöhnen.

Training wird mit Hilfe sogenannter Belastungsnormative charakterisiert. Hinter diesem Fachterminus verbergen sich Begriffe wie Häufigkeit, Umfang, Intensität. Sehr anschaulich lässt sich am Beispiel des Dauerlaufs darstellen, wie mit diesen Kriterien das ganze Ausdauertraining ausreichend definiert werden kann (Wie oft laufe ich – z.B. pro Woche? Wie lange laufe ich? Wie schnell laufe ich?). Diese Begriffe sind insofern auch für den Anfänger und den nicht leistungsorientierten Sportler von Bedeutung, als sie uns helfen, dem Körper gerade die richtige Dosis abzuverlangen. Wenn Sie das Training steigern – und das sollten Sie nach einem vorsichtigen Beginn auf jeden Fall -, sollte stets nur eine Kategorie veränder werden, also beispielsweise nicht gleichzeitig die Streckenlänge (Umfang) und die Laufgeschwindigkeit (Intensität) steigern! Am besten erhöht man zunächst die Häufigkeit der Trainingseinheiten. Dabei sollte man gleich darauf achten, sie möglichst gleichmäßig auf die Woche zu verteilen. Einmal am Sonntag Vormittag zu trainieren und dann sechs Tage lang nichts zu tun, ist nicht sinnvoll. Dann lieber das Programm in kleinen Teilen konsumieren, am besten drei- bis viermal pro Woche.

Das Erarbeiten höherer Trainingsbelastungen sollte immer schrittweise, nie abrupt geschehen. Dazu eignet sich besonders ein 4- bis 6-wöchiger Zyklus, im Rahmen dessen die Belastung stufenweise erhöht wird, der aber auch immer wieder eine Regenerationswoche enthält.

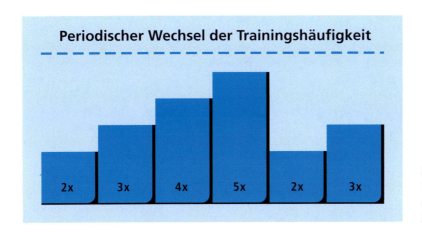

Periodischer Wechsel der Trainingshäufigkeit

Verändern Sie Ihre Trainingsbelastungen häufig, steigt der Trainingseffekt an. An so vieles im Leben gewöhnt man sich, nicht zuletzt auch an ein und dasselbe Training. Auf die Dauer wird es keine Verbesserungen mehr geben, wenn sie den Organismus nicht durch ständigen Wechsel immer wieder aufrütteln.

Der Umfang sollte anfangs natürlich nicht zu hoch sein. Denn mit zunehmender Streckenlänge steigt die Ermüdung und damit vor allem auch die Belastung des Bewegungsapparates von Muskeln, Sehnen, Gelenken. Wenn es nach einigen Wochen besser läuft, beginnt die Zeit der Erfolgserlebnisse. Das erste Mal eine halbe Stunde am Stück gelaufen! Das erste Mal eine Stunde! Das erste Mal 20 km! usw. Irgendwann heißt es vielleicht: das erste Mal Marathon-Finisher! Für alles, was toll und „*in*" ist, gibt es heute amerikanische Ausdrücke. Wer hätte noch vor 10 Jahren gewusst, dass man beim *Joggen* einen *Kick* bekommt, sich zu diesem Zweck seine *Tights* und sein *T-Shirt* überstreift, den *Walkman* aufgesetzt und sich 10 Minuten später *high* fühlt??

Bei der Streckenlänge kommt es also darauf an, die Steigerungen vorsichtig, schrittweise vorzunehmen. Und erst ganz zuletzt wird die Laufgeschwindigkeit gesteigert. Die Intensität ist am schwierigsten zu steuern, und sie ist eigentlich auch der Bereich, in dem die meisten Fehler gemacht werden (s. Baustein 7). Zu hohe Intensitäten sind nicht nur gesundheitlich wenig effektiv, noch dazu kommen wir leicht in ein falsches, zu sehr leistungsorientiertes Trainingsverhalten. Gerade die Entspannung, die sich in der Bewegung finden lässt, macht einen wesentlichen Teil der wunderbaren, ganzheitlichen Wirkung aus, die der Ausdauersport auf den Organismus ausübt. Wir setzen Sie aufs Spiel, wenn wir uns zu sehr an Tempi und Zeiten, zu wenig an unserer inneren Uhr orientieren (die allerdings mit Hilfe von Testverfahren „justiert" werden sollte).

Wissen ist Macht – auch bei der Trainingsanalyse

Man verliert schnell den Überblick, wenn man über einen längeren Zeitraum quasi ins Blaue hinein trainiert. Sie behalten Ihre Trainingsplanung im Griff, wenn Sie ein Trainingsbuch führen. Das kann ein kleiner Kalender mit Monatseinteilung sein, in dem Sie Ihre Trainingseinheiten ganz kurz markieren. Eine solche Dokumentation wird besonders dann zur großen Hilfe, wenn's mal nicht optimal läuft. Wenn man sich schlecht fühlt, wenn die Fortschritte ausbleiben. Dann lohnt es sich, die letzten Wochen und Monate noch einmal Revue passieren zu lassen. In diesem Zusammenhang sollte auch die regelmäßige Messung der Ruheherzfrequenz erwähnt werden. Morgens vor dem Aufstehen gemessen, ist sie ein wertvoller Hinweis auf eventuelle Befindlichkeitsstörungen des Körpers, ggf. sogar auf bevorstehende Krankheiten. Eher noch als an anderen Symptomen lässt sich beispielsweise ein beginnender Infekt an einer Erhöhung der Ruheherzfrequenz um einige Schläge erkennen. Das ist wichtig, um frühzeitig das Training reduzieren und dadurch Komplikationen im Krankheitsverlauf vorbeugen zu können (s. Baustein 18).

Intelligente Trainingssteuerung

Die Reihenfolge ist entscheidend: A+B ist nicht B+A

Wenn Sie dem Rat des Orthopäden gehorchen, werden Sie zusätzlich zum Ausdauertraining auch Ihre Muskulatur kräftigen und möglicherweise nebenbei noch die eine oder andere Sportart betreiben (Tennis? Golf?). Achten Sie darauf, die richtige Reihenfolge der einzelnen Trainingsinhalte zu wählen. Das Ausdauertraining in sehr ruhiger Form dient – wenn es nicht zu umfangreich ist – dem Aufwärmen. Einen längeren Lauf sollte man aber keinesfalls absolvieren, wenn danach ein Krafttraining oder ein Techniktraining auf dem Programm stehen. In einem solchen Falle gehört das Ausdauertraining an den Schluss eines solchen Pensums. Ansonsten würden die angestrebten Verbesserungen der Ermüdung zum Opfer fallen, die ein umfangreiches Ausdauertraining unweigerlich zu Folge hat – auch wenn man sie subjektiv nicht bemerkt.

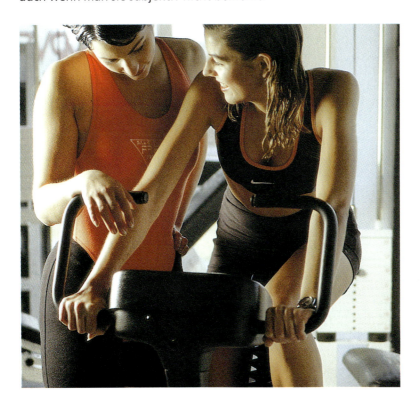

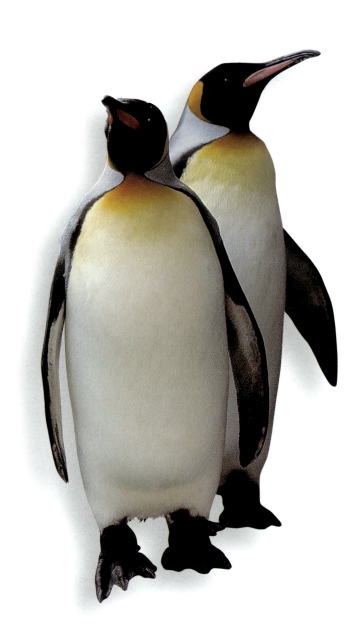

Das starke Immunsystem

Haben Sie das nicht auch schon erlebt?
Sie sind nach optimaler Vorbereitung gut in die Saison gestartet. Ihre Ziele waren zum Greifen nahe und dann nasskaltes Wetter, rundum alle erkältet und Ihr Immunsystem macht schlapp. Eine langwierige Erkältung wirft Ihren Trainingsplan völlig durcheinander, und Ihre bisherigen Trainingserfolge schmelzen dahin.
Sie müssen sich damit nicht abfinden, sondern Sie können Ihr Immunsystem trainieren, genauso wie Sie Ihre Fitness durch Training verbessern.

Baustein 17: Natürliche Immunstabilisierung durch gezielte Nährstoffe und Maßnahmen für Ihr Immunsystem

Alle „Neune" für Ihr Immunsystem

Im Folgenden stellen wir Ihnen die neun wirksamsten immunstärkenden Nährstoffe und Maßnahmen vor. Der Einsatz dieser Immunstärker hilft Ihnen, ein hohes Leistungsniveau über die gesamte Saison zu erhalten. Natürlich sind diese Immunstärker besonders dann wichtig, wenn Sie bisher öfters erkältet waren.
Versuchen Sie, alle Immunstärker zu berücksichtigen. Dann können Sie bei jedem Erkältungswetter mit stolzer Brust sagen: „Ich erkälte mich nicht, da ich ein stark ausgebildetes Immunsystem habe". Setzen Sie auch gezielt Schwerpunkte bei allen Einflussfaktoren, die Sie derzeit nicht berücksichtigt haben, dann haben Sie ein gesundes Jahr vor sich.

1. Naturheilmittel

Die Natur hält viele Pflanzen und Kräuter bereit, die die körpereigenen Abwehrkräfte stärken und bei der Infektbekämpfung hilfreich sind.
Empfehlenswert zur Immunstimulation sind Taiga-Wurzel-Tee (Eleutherococcus), grüner Tee, Eberrauten-Tee, Lapacho-Rindentee, Lindenblüten-Tee, sowie Präparate

Das starke Immunsystem

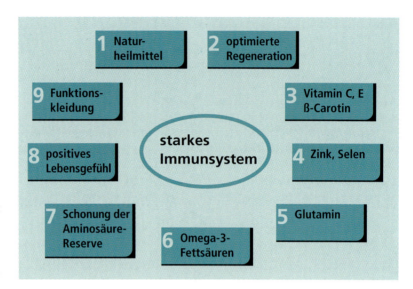

Grafik 54
Die neun Stabilisatoren für das Immunsystem

mit Echinacin (Sonnenhut). Einen günstigen Einfluss haben auch Holunderbeer-, Sanddorn- und Schwarze Johannisbeer-Säfte und naturbelassener Honig. Wie in Baustein 5 aufgezeigt, gehören zu den immunstärkenden Naturheilmitteln auch frischer Knoblauch, Zwiebeln, Kohlarten, Kresse-Salat und Meerrettich, außerdem enzymhaltige, frische Früchte wie Mangos, Papayas oder Ananas. Alle Naturheilmittel sollten zur Vorbeugung regelmäßig eingesetzt werden, um das Immunsystem stabil zu halten. Wenn dann eine Erkältung oder eine Grippe dennoch im Entstehen ist, so ist es entscheidend, dass Sie diese Naturheilmittel **sofort** in hoher Dosierung einsetzen, um einen „Immunkick" zu bewirken.

2. Regeneratives Training und regenerationsfördernde Ernährung

Regenerative Trainingseinheiten in Form von ruhigen und langsamen Dauerläufen sollten nach jedem intensiven Training fest eingeplant werden, um das Immunsystem nicht zu überlasten. Gift für das Immunsystem sind somit mehrere hochintensive Trainingseinheiten innerhalb weniger Tage. Nach intensiver Belastung kann für einen Läufer auch ein leichtes Schwimm- oder Radtraining eine entlastende und regenerative Wirkung zeigen.

Natürliche Immunstabilisierung

Das Immunsystem kann auch durch eine intelligente Ernährungssteuerung stabilisiert werden, indem bewusst erholungsfördernd gegessen wird (siehe Baustein 15). Hierzu zählen hochwertige Getränke, eine gute Versorgung von Magnesium und Zink und ein effektives Super-Carboloading nach dem Sport (siehe Grafik 53).

„Immunkick": Schneiden Sie eine halbe Zwiebel klein, mischen Sie zwei gehäufte Teelöffel Meerrettich darunter und verrühren Sie diese Mischung mit 3 EL naturbelassenem Honig. Durch den Honig verlieren Zwiebel und Meerrettich den scharfen Geschmack – ohne jedoch die Wirksamkeit zu verlieren. Trinken Sie zum „Immunkick" noch einen halben Liter Orangensaft oder essen Sie noch eine Grapefruit dazu – Ihr Immunsystem wird sich für Sie stark machen. Fast unangreifbar wird es, wenn Sie in dieser frühen Anfangsphase zusätzlich 10–20 mg Zink über ein Präparat aufnehmen (siehe Immunstabilisator Zink).

3. Vitamine zur Immunstabilisierung: Vitamin E, C und ß-Carotin

Vitamin E und ß-Carotin sind die Sonne für Ihr Immunsystem. Ihre Immunzellen sind besonders aktiv, wenn diese Vitamine ausreichend vorhanden sind. Gute Vitamin E-Spender sind Weizenkeime und Nüsse; ß-Carotin steckt besonders in Karotten, Aprikosen, Tomaten und Paprika.
Auch eine zusätzliche Vitamin C-Zufuhr kann das Immunsystem kräftigen. Zur umfassenden Vorbeugung sollten genügend frische Obstsorten, insbesondere Südfrüchte wie Orangen, Kiwis und Grapefruits auf Ihrem Speiseplan stehen.
Um immunsteigernde Effekte durch Vitamine zu erzielen, reichen die Tagesbedarfsempfehlungen nicht aus. Die Empfehlungen für den Tagesbedarf sind abgestimmt auf die Menge an Vitaminen, die notwendig sind, um keine Mangelerscheinungen zu bekommen. Für einen zusätzlichen positiven Effekt auf das Immunsystem ist beim Vitamin C und bei ß-Carotin mindestens der 3- bis 5-fache Tagesbedarf notwendig (siehe Grafik 55).

Immundressing: Ergänzen Sie Ihre Salatsaucen mit klein gehackter Zwiebel, einer Zehe Knoblauch, einem gehäuften Teelöffel Meerrettich, mit frischem Zitronensaft und, wenn Sie haben, streuen Sie etwas Kresse über den fertigen Salat.

Ein immunsteigernder Effekt von Vitamin E ist über Nahrungsmittel praktisch nicht möglich, da hierbei eine hohe Tagesdosis von 200–400 mg erforderlich ist.

Diese hohe Tagesdosis kann nur über spezielle Vitamin E-Präparate erreicht werden. Die Tagesbedarfsempfehlungen, um Mangelerscheinungen vorzubeugen, liegen beim Vitamin E mit 10 mg . Dies ist viel zu wenig, um einen immunsteigernden Effekt zu erzielen.

Grafik 55 zeigt die täglich notwendige Menge an Nahrungsmitteln, die nötig ist, um einen immunstabilisierenden Effekt bei Vitamin C und ß-Carotin nachweisen zu können.

Fazit: Vitamine

Einen positiven Effekt auf das Immunsystem durch Vitamin C kann man problemlos mit Nahrungsmitteln erreichen, schwieriger, jedoch ebenfalls erreichbar ist das Erreichen einer Immunstabilisierung durch ß-carotinreiche Nahrungsmittel.

Wer den immunstabilisierenden Effekt bei Vitamin E nützen will, benötigt eine Nahrungsergänzung, da auf Dauer der täglich notwendige Bedarf an Vitamin E durch den Verzehr „normaler" Lebensmittel nicht gedeckt werden kann.

Grafik 55: Ein immunstabilisierender Effekt durch ß-Carotin und Vitamin C tritt erst auf bei mindestens dem 3-fachen Tagesbedarf.

Vitamine	Tagesbedarf	3-facher Tagesbedarf	3-facher Tagesbedarf enthalten in
ß-Carotin	5 mg	15 mg	200 g Karotten oder 3 kg Tomaten
Vitamin C	60 mg	180 mg	400 g Orangen oder 280 g Kiwis oder 450 g Grapefruits oder 450 ml Orangensaft

Spurenelemente zur Immunkräftigung:

4. Immunstabilisator Zink

Zink wirkt wie eine Aufsichtsbehörde in Ihrem zellulären Immunsystem. Es fördert die Aktivität der natürlichen Killerzellen.

Natürliche Immunstabilisierung

Bei Untersuchungen wurde belegt, dass es einen Zusammenhang zwischen Zinkmangel und Trainingsumfang gibt. Je höher Ihr Trainingsumfang ist, desto größer ist Ihr Risiko eines Zinkmangels. Für einen leistungsambitionierten Breiten- und Spitzensportler bedeutet ein Zinkmangel nicht nur eine verschlechterte Immunlage, sondern auch reduzierte Anpassungserscheinungen an das Training.

Weiterhin verursacht Zinkmangel eine langsamere Regeneration, wodurch bei hohem Trainingsumfang das Risiko von Verletzung und Übertraining steigt.

Der Tagesbedarf an Zink liegt bei täglich 15 mg für Nichtsportler und ca. 20 mg Zink für Leistungssportler. Gute Zinkquellen sind Weizenkeime, Fleisch, Käse und Blütenpollen (siehe Grafik 28). Besonders die Freiburger Sportmediziner konnten nachweisen, dass viele Ausdauersportler die notwendige tägliche Zinkaufnahme nicht erreichen (siehe Baustein 4).

Eine tägliche Zufuhr von 20 mg Zink ist durch Lebensmittel auf die Dauer kaum erreichbar. In Phasen hoher Trainingsbelastung ist eine zusätzliche tägliche Zinkversorgung mit ca. 5–10 mg sinnvoll, um die Zinklücke zu schließen. Diese zusätzliche Zinkzufuhr kann auch über ein regenerationsförderndes Sportgetränk erreicht werden, das mit Zink angereichert ist.

Bei beginnender Erkältung ist eine frühzeitige Gabe von ca. 10–20 mg Zink beim ersten Kribbeln in der Nase wichtig, um den Krankheitserreger rechtzeitig zu bekämpfen.

Ausdauersportler sollten deshalb bei allen Trainingslagern und Fernreisen ein Zinkpräparat in der Tasche haben, um darauf bei Anfangsstadien einer sich anbahnenden Erkältung rechtzeitig zurückgreifen zu können.

Auch in die Hausapotheke gehört ein Zinkpräparat, damit es bei einer beginnenden Erkältung einsetzbar ist. Die höchste Wirkung erzielt man, wenn eine Zinkbrausetablette in Wasser aufgelöst, gegurgelt und geschluckt wird. Dadurch kann Zink seine stark Virus hemmende Aktivität schon im Rachenraum voll entfalten. Die Schleimhäute im Rachenraum werden so vor den Krankheitserregern wirksam geschützt.

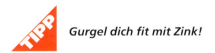

TIPP *Gurgel dich fit mit Zink!*

Immunstabilisator Selen

Selen stimuliert unser Immunsystem eher indirekt. Es steigert die Aktivität des Enzyms Glutathionperoxidase. Dieses Enzym verhindert wie eine Polizei die Bildung und Ausbreitung von zellschädigenden Radikalen, was einem Schutz der Zellmembranen in Muskulatur und Blutgefäßen gleichkommt.

Da unsere Böden relativ selenarm sind, enthalten auch unsere Nahrungsmittel wenig Selen. Nennenswerte Mengen sind eigentlich nur in Weizenkeimen, Hefeflocken bzw. Bierhefetabletten, Pistazienkernen und in Kamut-Urweizen enthalten. Deshalb ist eine Nahrungsergänzung mit Selen in nasskalten Übergangsperioden und bei hoher Trainingsbelastung empfehlenswert. Dosierung täglich ca. 50–100 µg Selen. Eine gute Alternative stellen auch Sportgetränke dar, die speziell mit Selen angereichert sind.

5. Aminosäure Glutamin zur Immunaktivierung

Glutamin ist die Aminosäure, die derzeit weltweit sehr stark beforscht wird. Glutamin ist auch die Aminosäure mit der höchsten Konzentration im Blutplasma und im Muskelgewebe, wodurch der Stellenwert von Glutamin unterstrichen wird. Glutamin hat eine Doppelwirkung in Ihrem Körper. Zum einen wirkt sie wie ein Katalysator, indem es die Zinkaufnahme im Köper fördert, zum anderen dient sie auch als der Hauptnährstoff der Immunzellen und unterstützt die Säureregulierung und Erholung im Körper (siehe Grafik 56).

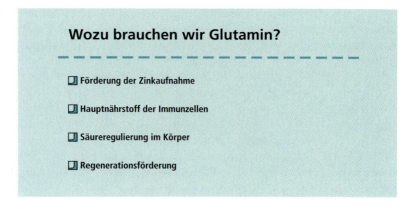

*Grafik 56
Wozu brauchen wir Glutamin?*

Natürliche Immunstabilisierung

Glutamin wird über die Nahrung aufgenommen und auch in Leber und Muskulatur selbst gebildet. Bei moderatem Ausdauersport ist die körpereigene Glutaminbildung erhöht. Dies ist ein Grund dafür, dass moderater Ausdauersport das Immunsystem stärkt. Besonders im Bereich des Darmes ist ein großer Teil des Immunsystems lokalisiert. Bei einer glutaminarmen Ernährung kann es zu einer schlechten Versorgungslage der Immunzellen im Darmbereich kommen. Dadurch können eindringende Krankheitserreger nicht effizient genug ausgeschaltet werden.

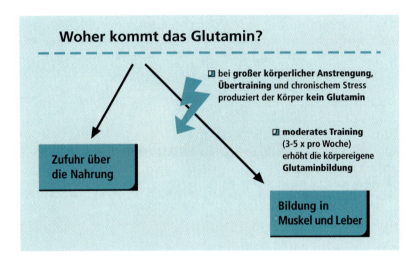

Grafik 57 Woher kommt das Glutamin?

Bei hoher körperlicher Belastung, bei Stress und Übertrainingserscheinungen produziert der Körper kein Glutamin mehr, so dass dem Körper nicht genügend Nährstoffe für ein funktionierendes Immunsystem zur Verfügung stehen. Dies bedeutet eine erhebliche Schwächung. Wichtig ist es deshalb, bei hoher körperlicher Anstrengung auf eine glutaminreiche Ernährung zu achten und gleichzeitig Stress im Beruf und im Sport abzubauen. Der Zusammenhang Glutamin, Ernährung, Training und Stress ist in Grafik 57 dargestellt.

Glutaminreich sind besonders Produkte mit konzentriertem Molkeneiweiß. Auch Fleisch, Käse und Weizenkeimen weisen gute Glutamingehalte auf, wie Grafik 58 zeigt. Bei einer glutaminreichen Kost ist eine reichliche Zufuhr an Vitamin B6 empfehlenswert (Vollkorngetreide, Weizenkeime, Nüsse, Hefeflocken, Fisch, Fleisch), um eine optimale Verträglichkeit zu garantieren.

Das starke Immunsystem

Wählen Sie nach großen körperlichen Anstrengungen besonders glutaminreiche Nahrungsmittel wie Käse, Weizenkeime, Fleisch oder Sportgetränke mit Molkeneiweiß aus.

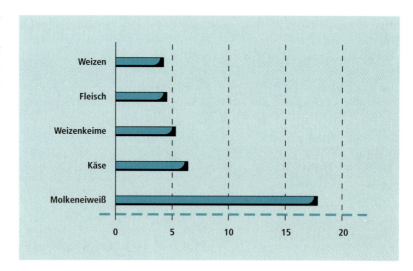

**Grafik 58
Glutaminreiche Lebensmittel
(Angaben in g pro 100 g)**

6. Omega-3-Fettsäuren zur Immunstärkung

Neuere Untersuchungen zeigen, dass auch Omega-3-Fettsäuren das Immunsystem stärken. Diese sind enthalten in Fischölen und Speiseleinöl. Es ist deshalb sinnvoll, den Fischverzehr zu erhöhen und bei starker Anfälligkeit gegen Erkältungskrankheiten zusätzlich Fischölkapseln als Nahrungsergänzung oder täglich einen Esslöffel Speiseleinöl einzunehmen. Das Speiseleinöl kann pur genommen oder in Quark eingerührt werden (schlesische Spezialität: Kartoffel mit Quark und Speiseleinöl) oder in Salatsaucen beigemischt werden.

Den stärksten Immuneffekt erzielt man, wenn man parallel zur Erhöhung der Omega-3-Fettsäuren die mehrfach ungesättigten Fettsäuren aus der Omega-6-Gruppe (Sonnenblumenöl, Distelöl) reduziert. Dies geht am besten, wenn Sie Sonnenblumenöl und Distelöl immer wieder durch Speiseleinöl bei der Essenszubereitung ersetzen.

Achtung:

Aufgrund der mehrfach ungesättigten Omega-3-Fettsäuren eignet sich Speiseleinöl nicht zum Anbraten!

7. Schonung der Aminosäure-Reserve bei langer Belastung

Wie schon in Baustein 13 ausgeführt, benötigen lange Belastungen Kohlenhydrate und Aminosäuren, um die körpereigene Reserven zu schonen. Werden lange sportliche Belastungen ohne eine Zufuhr von Kohlenhydraten und ohne Aminosäuren durchgeführt, so wird die körpereigene Aminosäure-Reserve belastet und abgebaut. Am Ende der Belastung stehen dann zu wenig Aminosäuren für den Eiweißstoffwechsel (Immunsystem, Sehnen und Bänder, Hormonhaushalt) zur Verfügung. Eine stark reduzierte Aminosäure-Reserve nach ungewöhnlich großer Belastung ist einer der Hauptgründe für eine verstärkte Anfälligkeit gegenüber Krankheitserregern.

8. Positives Lebensgefühl

Positive Lebenseinstellungen und positive Gefühle zur Wettkampfvorbereitung stabilisieren das Immunsystem. Zweifel, negative Einstellungen und Ängste dagegen belasten es. Verlieren Sie deshalb als ambitionierter Breiten- und Hochleistungssportler nie den Spaß am Training und leiten Sie negative Gedanken in positive Energie um. Bei Trainingsmonotonie sollten Sie Ihren Trainingsplan ändern, auch verstärkt mit Freunden zusammen laufen, so dass wieder Spaß am Laufen aufkommt.

9. Funktionskleidung/trockene Kleider

Wechseln Sie nach dem Sport sofort die durchschwitzen Kleider und halten Sie sich nicht in zugiger Luft auf. Viele Erkältungen stammen aus Unterkühlungssituationen, wenn nach dem Sport noch längere Gespräche in den durchschwitzten Kleidern geführt werden. Empfehlenswert sind auch Funktionskleidungsstücke. Diese führen den Schweiß nach außen ab, so bleiben Sie trocken und schützen sich vor Erkältungen.

Machen Sie sich einen Brotaufstrich aus Quark, Speiseleinöl, etwas Salz, Pfeffer und Kräutern.

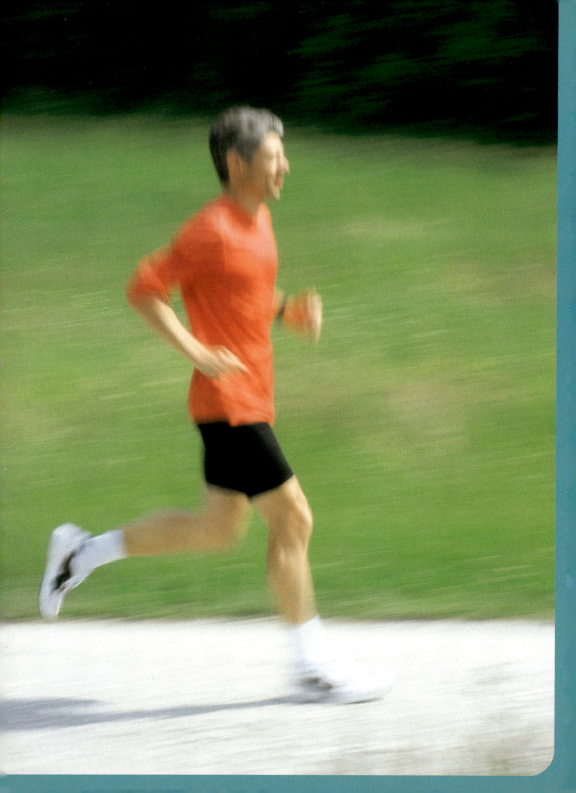

Baustein 18: Bedeutung der Bewegung für das Immunsystem

Bewährtes System

Kaum ein Funktionssystem im menschlichen Körper ist komplexer als das Immunsystem. Es besteht aus einer schier unüberschaubaren Vielzahl von verschiedenen Mikroorganismen, denen höchst unterschiedliche Aufgaben zugeordnet sind. Rückblickend sind rund 400 Millionen Jahre in der Entwicklung des Menschen vergangen, bis dieses Abwehrsystem seine heutige Funktionsfähigkeit erlangt hatte. Das Immunsystem schützt vor Eindringlingen, Schadstoffen, Giften und entarteten (= Krebs-) Zellen. Das Immunsystem unterscheidet zwischen körpereigenen und fremden Strukturen, zwischen gefährlich und ungefährlich.

Wie alle anderen Organ- und Funktionssysteme im menschlichen Körper ist auch das Immunsystem sehr anpassungsfähig und reagiert höchst sensibel auf Umwelteinflüsse, Lebensbedingungen und nicht zuletzt auf unser Verhalten. So sicher, wie ein Mitteleuropäer schwer erkranken würde, tränke er bei seiner ersten Indienreise Wasser aus dem Ganges unterhalb von Kalkutta, genauso sicher kann er sich in einem Anpassungsprozess abhärten. So sicher, wie ein Mitteleuropäer durch sitzende Tätigkeit, den völligen Verzicht auf körperliche Aktivität und falsche Ernährungsgewohnheiten sein Erkrankungsrisiko für Infektionen und/oder Krebs deutlich erhöhen würde, genauso sicher kann er durch regelmäßige Bewegung im richtigen Belastungsbereich seine Abwehrkräfte enorm steigern.

Langsam hält länger

Wissenschaftliche Untersuchungen an Leistungssportlern im Vergleich zu Nichtsportlern haben die Reaktionen des Immunsystems auf Bewegung und Sport zumindest teilweise aufgedeckt.

Jede „Störung" des dynamischen Gleichgewichts, auf das der Organismus angewiesen ist, wird als Gefahr interpretiert und führt zu einer Stressreaktion. Diese steht unter dem Einfluss verschiedener Hormone, der sog. Stresshormone: Katecholamine (Noradrenalin, Adrenalin), Cortisol, Wachstumshormon (HGH = Human Growth Hormone, STH = Somatotropes Hormon). Sie regulieren die Stoffwechsel- und Herz-Kreislaufaktionen in einer „Flucht oder Kampf"-Situation. Sie regeln auch die Zahl und Aktivität der bereits im Blut zirkulierenden oder in den Zellen des lymphatischen Gewebes produzierten Immunzellen. Sie spielen in Stresssituationen eine bedeutende Rolle. Gut trainierte Menschen haben – in Ruhe und bei Belastungen – niedrigere Spiegel von Stresshormonen als untrainierte.

Auf jede Stresssituation reagiert der Organismus zunächst unspezifisch. Noradrenalin ist das Hormon der beginnenden oder „sanften" Stressbelastung. Es ist die Überträgersubstanz im sympathischen Nervensystem und wird hier innerhalb von Sekunden(bruchteilen) freigesetzt. Typische Kreislaufreaktionen sind Anstieg der Herzfrequenz, des Schlagvolumens, des Blutdrucks und Veränderung der Blutverteilung. Die Zahl der Immunzellen im Blut steigt an, ihre Aktivität nimmt zu. Noradrenalin kann auch im Nebennierenmark produziert werden, hier ist der Anteil des Adrenalins allerdings höher. Bei sehr hohen Intensitäten ist Adrenalin das dominierende Hormon. Folglich verschiebt sich das Verhältnis der Katecholamine zugunsten des Adrenalin. Auch Cortisol aus der Nebennierenrinde (Cortex [griech.] – die Rinde) ist ein Hormon der späteren Stressphase. Jetzt ist keine Erhöhung der Zellzahlen nachweisbar. Im Gegenteil, das Immunsystem beginnt zu schwächeln. Vielen Langstreckenläufern wird die hohe Infektionsgefahr in den Tagen nach einem Marathonlauf, z.B. in Form einer Grippe, in unliebsamer Erinnerung geblieben sein.

Intensive, vor allem intensive und langdauernde Belastungen (z.B. ein Marathonlauf) führen in der Regel zu Zellschädigungen – vor allem in der Muskulatur. Der Körper reagiert wie bei einer Entzündung. Unmittelbar nach der Belastung werden Stoffwechselmediatoren, sog. Zytokine, z.B. Interleukin 1 (IL-1), Interleukin 6 (IL-6), Tumornekrosefaktor a (TNF-a), ausgeschüttet, die dafür sorgen, dass die Entzündung bewältigt wird. So wandern Immunzellen aus dem Blut ins Gewebe ab. Folglich sinkt die Zahl der Immunzellen im Blut. Damit steigt die Infektionsgefahr, man spricht von einem „Open Window" (offenes Fenster).

„Open Window": nach intensiver, länger dauernder Aktivität (Marathonlauf) steigt die Infektionsgefahr aufgrund einer erniedrigten Zahl und Aktivität von Immunzellen im Blut. Parallel dazu lässt sich ein Absinken der für den Zellstoffwechsel wich-

tigen Aminosäuren Glutamin und Alanin nachweisen, die vermutlich als Energieträger und Baustofflieferanten für neu zu bildende Zellen, in diesem Falle des Immunsystems dienen.
Die zur Produktion von Immunzellen und –substanzen erforderliche Energie (Glucose) und die notwendigen Baustoffe (Aminosäuren) rekrutiert der Organismus aus der Skelettmuskulatur. Weiße („schnelle") Muskelfasern sind empfindlicher, werden also eher und in stärkerem Maße abgebaut, als rote („langsame") Fasern. Am widerstandsfähigsten sind Herzmuskelfasern. Der Verlust von Muskelmasse ist eine regelmäßig zu beobachtende Folge von akuten Infektionen. Ähnliche Prozesse sind bei extensiven Ausdauerbelastungen (100-km-Lauf) zu beobachten

Es sollte noch einmal sehr deutlich erwähnt werden, dass regelmäßiges körperliches Training, insbesondere Ausdauertraining, die Stressreaktionen des Organismus zu mildern vermag. Bei der Gefährdung durch intensive und langdauernde Ausdauerbelastungen handelt es sich um Anstrengungen, die der Untrainierte gar nicht zu leisten imstande wäre. Insofern sollte nicht geschlossen werden, dass beispielsweise der „Open Window"-Effekt am besten dadurch vermeidbar wäre, dass kein Sport betrieben wird. Um bei diesem Bild zu bleiben: Wenn der trainierte Ausdauersportler sein Fenster nach einem Marathonlauf aufstößt und damit die Infektionsgefahr deutlich erhöht, ist das Fenster des Untrainierten niemals ganz geschlossen.

Insofern sind die Zytokine auch für Störungen des Immunsystems, Abbau von Muskelmasse und Hemmung der Proteinsynthese verantwortlich. Bei (ausdauer)trainierten Personen ist deren Ausschüttung allerdings deutlich geringer als bei nichttrainierten.

Große Hitze während der Belastung verstärkt die Reaktionen des Organismus. Hitze allein ist ein Stressfaktor für den Organismus. Schon bei einem Saunagang lassen sich erhöhte Spiegel von Noradrenalin und Wachstumshormon im Blut nachweisen.

Zu dünn, um fit zu sein?

Übergewicht stellt einen Risikofaktor gegenüber Immunstörungen, einer höheren Infektionsrate und einem höheren Krebsrisiko dar. Dieses Problem ist weithin bekannt.

Aber auch eine verminderte Kalorienzufuhr birgt das Risiko einer Immunstörung. Übergewichtige neigen dazu, ihr Körpergewicht in Form von Diäten in kurzer Zeit reduzieren zu wollen. Dabei steigt die Gefahr von Störungen des Immunsystems nochmals an. Wird die Diät mit einem sanften Ausdauertraining (z.B. Walking) kombiniert, können die Immunstörungen vermieden werden.

Heute vergleichsweise häufige Krankheiten sind Essstörungen, z.B. die Anorexia nervosa (Pubertätsmagersucht) oder die Bulimie (Heisshunger, wobei auf die Nahrungsaufnahme zwanghaftes Erbrechen folgt). Besonders gefährlich ist die sog. "Female Athlete Triad", eine Kombination dreier Symptome, die vor allem bei weiblichen Athleten, oft Ausdauersportlerinnen auftritt. Menstruationsstörungen, Osteoporose und Essstörungen führen zu einer besonders fatalen Beeinträchtigung von Stoffwechsel und Immunsystem. Neben einem rapiden Verlust an Muskelmasse (die Sportlerinnen sind untergewichtig) und Knochensubstanz (zunehmende Entkalkung) steht die verminderte Abwehrkraft und damit die Gefahr chronischer Infekte im Zentrum der Erkrankung.

Diese Gefahr kann sich durch regelmäßiges, sanftes Ausdauertraining mildern lassen. Meist bedeutet das, das Training drastisch zu reduzieren, und zwar in Intensität, Häufigkeit und Umfang. Menstruationsstörungen sind immer ein deutliches Warnzeichen des Organismus, das keinesfalls ignoriert oder gar als Zeichen für besonders effektives Ausdauertraining gewertet werden sollte („Ich habe meine Regel wegtrainiert!")

Auch kohlenhydratreiche Kost vermag Störungen im Immunsystem ebenfalls zu mildern. Es finden sich höhere Glucosespiegel im Blut, geringere Cortisol- und Wachstumshormonspiegel, geringere Störungen der Immunzellen im Blut, geringere Ausschüttungen von Zytokinen bei Belastungen.

Laufen auch bei Fieber?

Fiebrige Erkrankungen, meist sind es Erkältungskrankheiten, gehören nach wie vor zum Alltag. Die moderne Medizin stößt an ihre Grenzen, den bis dato lässt sich eine solche Infektion medikamentös nicht beherrschen, allenfalls mildern. Die normale Reaktion auf eine solche Infektion ist es, das Bett zu hüten. Das ist auch gut so. Denn während der fiebrigen Phase einer akuten Infektion sinkt die aerobe Kapazität, also die Basisausdauer des Organismus. Auch die isometrische (Anspannung des Muskels gegen einen unbeweglichen Widerstand) und die auxotonische (Bewegung des Muskels gegen ein definiertes Gewicht) Muskelkraft nehmen um bis zu 30%, bei schweren Infektionen gar bis zu 60% ab.

Alle bisher durchgeführten Tests zeigen, dass intensive Belastungen in der fiebrigen Phase einer Infektion gefährlich sein können. Insbesondere steigt das Risiko einer Myocarditis (Herzmuskelentzündung) wie auch eines plötzlichen Herztodes. Andererseits scheint die frühzeitige Wiederaufnahme eines niedrig dosierten Trainings die volle Wiederherstellung der Leistungsfähigkeit zu fördern (schnellerer Wiederaufbau des Muskelproteins). Hartes Training sollte zwischen 2 und 4 Wochen nach einer akuten Infektion jedenfalls unterbleiben.

Durch regelmäßige, milde körperliche Belastungen kann das Infektionsrisiko um ca. 50% gemindert werden. Dieser Effekt ist auch bei älteren Menschen nachweisbar. Trainierte Menschen scheinen ein leistungsfähigeres Immunsystem zu haben als nichttrainierte. Allerdings ist es möglich, dass sich dieser Effekt jenseits einer bestimmten, individuellen Grenze – abhängig von Intensität, Häufigkeit und Dauer des Trainings – ins Gegenteil verkehrt.

Je erschöpfender eine Belastung ist, desto gefährlicher für das Immunsystem. Sport und Bewegung mit dem Ziel der Abhärtung ist daher an sanfte Bewegung gebunden. Wettkampfsport ist folglich riskant, nicht nur aus orthopädischer Sicht.

In diesem Zusammenhang sollte auch die Bedeutung der Psyche für ein leistungsfähiges Immunsystem nicht vergessen werden. Auf die stimmungsaufhellenden Wirkungen des Ausdauertrainings wurde schon eingegangen (s. Seite 54). Gute Stimmung und positives Denken verbessern nachweislich die Aktivität der Immunzellen und erhöhen ihre Zahl. Der von manchen Mitmenschen geäußerte Überzeugung: „Ich werde nicht krank, weil ich nicht krank werden will!" hat durchaus ernsthafte Hintergründe, denen wir mit modernen wissenschaftlichen Methoden auf die Spur zu kommen beginnen. Gehören auch Sie zu diesen Menschen! Es gelingt sicherlich nicht von heute auf morgen, die Krankheiten völlig aus Ihrem Alltag zu verdrängen, aber langfristig ist es möglich – mit Konsequenz und Willenskraft.

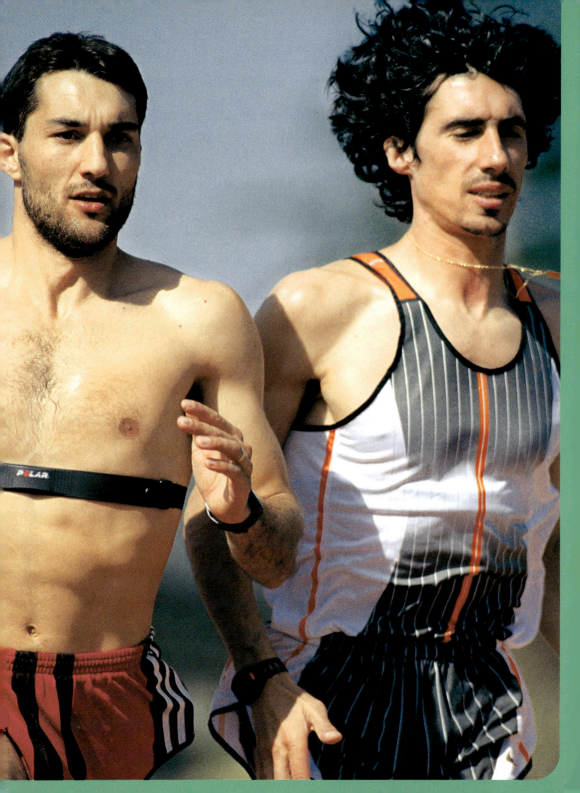

Knochengesunde Ernährung

"If high blood pressure is a silent killer, osteoporosis is a silent thief"
                                        (Kaplan)

Wenn der Bluthochdruck ein heimlicher Mörder ist, dann ist die Osteoporose ein heimlicher Dieb.

Die Worte des Wissenschaftlers Kaplan sagen eine ganze Menge über das Wesen dieser Krankheit aus, die heute schon Millionen von Menschen allein in Deutschland betrifft – weltweit entsprechend mehr – und deren „Vormarsch" unaufhaltsam scheint. Sie nimmt dem Körper etwas – und zwar die Knochensubstanz. Und sie tut es heimlich, denn zumindest in den Anfangsstadien schmerzt die Osteoporose nicht.

Laut Weltgesundheitsorganistaion (WHO) gehört die Osteoporose heute weltweit zu den 10 wichtigsten Krankheiten. Je länger die Menschen im Durchschnitt leben, desto höher ist das Risiko, an der Osteoporose zu erkranken.

Allein in der BR Deutschland ist von 6–8 Mio. Osteoporose-Patienten auszugehen, das entspricht ca. 7,5–10% der Bevölkerung. Mit einer weiteren Zunahme ist zu rechnen, da der Anteil älterer Menschen an der Gesamtbevölkerung steigt.

Die Osteoporose ist eine teure Krankheit. Die in Deutschland entstehen Kosten belaufen sich auf ca. 2 Mrd. DM jährlich. Davon entfallen ca. 900 Mio. DM auf die Behandlung und Nachsorge von Schenkelhalsfrakturen.

Aber, und das ist die positive Seite dieser Krankheit, die Osteoporose lässt sich behandeln, ja man kann ihr sogar sehr frühzeitig und wirkungsvoll vorbeugen.

Knochen wie ein Schweizer Käse

Die Osteoporose (Osteos, griech. der Knochen; Poros, griech. das Loch) ist eine den ganzen Körper betreffende, also „systemische" Skeletterkrankung. Sie führt zu

Knochengesunde Ernährung

einer Verminderung der Knochensubstanz und einer Verschlechterung der Mikroarchitektur des Knochens. Die Knochenbälkchen, auch Trabekel genannt, die die Festigkeit des Knochens bei gleichzeitig relativ geringem Gewicht gewährleisten, schrumpfen und schwinden. Daraus resultiert eine verminderte Festigkeit des Knochens, die dafür verantwortlich ist, dass er leichter bricht – sei es bei einem Sturz oder auch spontan. Besonders häufig betroffen sind bei Stürzen der Unterarm, vor allem die Speiche (Radius), und der Schenkelhals. Allein in den USA erleiden etwa 300 000 Frauen jährlich eine Schenkelhalsfraktur wegen Osteoporose.

Noch häufiger und heimtückischer allerdings sind die Wirbelkörperbrüche. In Westeuropa weisen rund 50% der über 80-jährigen Frauen Wirbelkörperbrüche auf. Bei fortgeschrittener Osteoporose kann es zu dieser schmerzhaften und verstümmelnden Verletzung ohne Sturz oder ein anderes äußeres Ereignis kommen. Schon das „Sich-in-einen-weichen-Sessel-fallen-lassen" kann ausreichen, einen durch Osteoporose geschwächten Wirbelkörper wie ein Stück Schaumstoff zusammen zu drücken. Der Knochen allerdings wird sich nie wieder aufrichten. Ein oder mehrere Wirbelkörperfrakturen führen daher zu einer dauerhaft veränderten Körperhaltung in Form eines verstärkten Rundrückens. Der Volksmund sprach früher ganz richtig vom „Witwenbuckel". Zwangsläufig ist damit auch eine verminderte Körpergröße verbunden. Es ist nichts ungewöhnlich, wenn eine Osteoporose-Patientin berichtet, dass sie durch die Krankheit 10 oder mehr Zentimeter kleiner geworden sei.

Oft spielen die chronischen Schmerzen, die in diesem Stadium zum Erscheinungsbild der Osteoporosekrankheit gehören, eine große Rolle im weiteren Verlauf. Denn Sie haben zur Folge, dass die Betroffenen sich weniger bewegen und dadurch unbewusst und ungewollt den Krankheitsverlauf beschleunigen. Außerdem werden Probleme wie Vereinsamung und Pflegebedürftigkeit verstärkt, denen ältere Menschen ohnehin oft ausgesetzt sind. Letztlich kann die Osteoporose auf diesem Wege sogar zur erhöhten Sterblichkeit führen.

Ab 30 geht's bergab

Die Osteoporose kann ohne erkennbare Ursache auftreten, sie kann sich aber auch als Folge von Lebensumständen oder anderen Erkrankungen entwickeln. Zum Beispiel leiden viele Menschen noch heute an einer Osteoporose, weil die Ernährungsbedingungen während des Zweiten Weltkrieges sehr schlecht waren und sich in dieser Zeit nicht genug an wichtigen Mineralstoffen (insbesondere Calcium und

Eiweiß) in der Nahrung fanden. Ein wichtiger Begriff in diesem Zusammenhang ist die Peak Bone Mass, die maximale Knochenmasse, die ein Mensch im Laufe seines Lebens erreicht.

Wir müssen leider davon ausgehen, dass sich der menschliche Organismus schon ab etwa dem 30. Lebensjahr auf dem absteigenden Ast befindet. Die Muskelkraft beginnt wieder nachzulassen, die allgemeine Leistungsfähigkeit sinkt, und auch die Knochenmasse geht langsam aber sicher wieder zurück. Je höher bis zu diesem Zeitpunkt die Knochenmasse angewachsen ist (Peak Bone Mass), desto länger wird der Vorrat in den noch bevorstehenden Lebensjahren reichen. Also sollten wir gerade bei Kindern und Jugendlichen darauf achten, dass sie eine den Knochenaufbau fördernde Ernährung bekommen (s. Baustein 19).

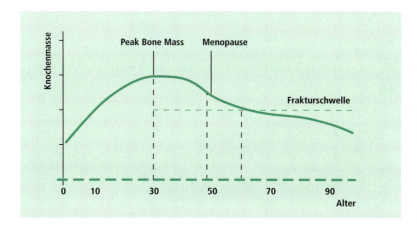

Grafik 59
Die unterschiedlichen Phasen der Osteoporoseprävention und die Osteoporosetherapie in Abhängigkeit von Lebensalter und Knochendichtebefund

Selbstverständlich geht auch ohne Kriege und andere, ähnlich schreckliche Ereignisse im Leben eines Menschen nicht immer alles glatt. Schwere Krankheiten zum Beispiel können eine Osteoporose verursachen – ein Krebsleiden, die Zuckerkrankheit (Diabetes mellitus), eine Schilddrüsenüberfunktion, eine Nebennieren-Unterfunktion, Asthma bronchiale, Magen-Darm-Erkrankungen, ein schweres Organleiden oder manchmal sogar nur ein schwerer Unfall, der den oder die Betreffende(n) längere Zeit ans Bett fesselt. Und auch Medikamente, die über einen längeren Zeitraum eingenommen werden müssen, können die Gefahr einer Osteoporose heraufbeschwören. Besonders bekannt und gefürchtet ist diese Wirkung bei Corticoiden, also Hormonpräparaten, die auf der Basis der menschlichen Nebennierenrindenhormone entwickelt worden sind und die bei vielen chronischen Krankheiten angewendet werden. Weniger bekannt, aber gleichwohl gefährlich sind die Langzeitwirkungen aus der Einnahme von Abführmitteln. Sie können die Aufnahme von Calcium aus dem Darm behindern und dann eine Wirkung haben wie eine Hungersnot oder wie eine jahrelange Fehlernährung.

Die Kehrseite der Langlebigkeit

85% aller Osteoporosekranken sind Frauen. Die häufigste Form der Osteoporose ist allerdings die sog. postmenopausale Osteoporose. Postmenopausal, also nach Ausbleiben der letzten Regelblutung, sind etwa 30% aller Frauen an Osteoporose erkrankt. Das liegt zunächst einmal daran, dass die durchschnittliche Lebenserwartung einer Frau in Mitteleuropa in den letzten 150 Jahren enorm – stärker noch als die der Männer – angestiegen ist. Während eine Frau im Jahre 1850 eine Lebenserwartung von etwa 45 Jahren hatte, waren es 1995 bereits 79 Jahre. Tendenz steigend. Wird eine Frau 90 Jahre alt, hat sie etwa 47%, also knapp die Hälfte ihrer maximalen Knochenmasse wieder eingebüßt.

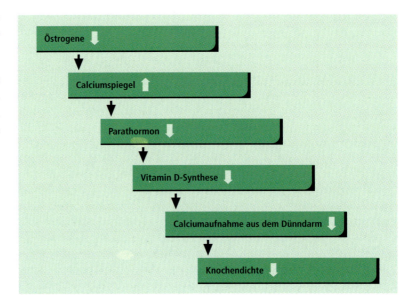

Grafik 60 Folgen der verminderten Östrogenproduktion bei Frauen in/nach den Wechseljahren

Der zweite, wesentliche Faktor ist die Verminderung, zuletzt das vollständige Ausbleiben der Östrogenproduktion der Frau im höheren Alter. Östrogene hemmen die knochenabbauenden Zellen, schützen also den Knochen vor Substanzverlusten. In der Phase nach Ausbleiben der Regelblutung erhöht sich der jährliche Verlust an Knochenmasse vorübergehend von ca. 1% auf 3%.

Je früher die Östrogenproduktion bei einer Frau zurückgeht, je früher die Regelblutungen ausbleiben, desto größer ist die Gefahr einer Osteoporose in späteren Lebensjahren. Zwar reagiert der Organismus auf einen verminderten Östrogenspiegel mit einer Erhöhung der Knochenneubildung (hierbei spielen offenbar Zytokine eine Rolle (siehe Baustein 18/Seite 138), kann aber die Verluste nicht vollständig ausgleichen, so dass unter dem Strich eine negative Knochenbilanz resultiert. Auch der Calciumstoffwechsel bleibt nicht unbeeinträchtigt: die körpereigene Vitamin D-Produktion wird gestört, die Calciumaufnahme aus dem Darm sinkt. Ein Teufelskreis setzt ein.

Die Ruhe kommt vor dem Sturm

Eine besondere Rolle unter den Risikofaktoren für Osteoporose spielt der Bewegungsmangel. Neben allen anderen negativen Folgen unseres zunehmend nur noch im Sitzen stattfindenden Lebens leidet auch das Skelettsystem. Körperliche Ruhe und Inaktivität begünstigen den Knochenabbau.
Auch hier sind die älteren Menschen überproportional betroffen. Denn natürlich trägt der allgemeine Verlust an körperlicher Leistungsfähigkeit dazu bei, dass das Aktivitätsniveau im Alter sinkt, auch die Muskelkraft vermindert sich deutlich. Dadurch wird der Entkalkungsprozess des Knochens beschleunigt. In einer Untersuchung der Mayo Klinik in Rochester, NY, wurde eine direkte Beziehung zwischen der Kraft der Rückenmuskulatur und der Knochendichte nachgewiesen.

Durchschnittlich 80.000 Stunden bringt ein Büroangestellter während seines Arbeitslebens in sitzender Haltung am Schreibtisch zu. Das sind 80.000 Stunden Entlastung von Rückenmuskulatur und Skelettsystem. Zusätzlich die Entlastung während des Schlafes (über 200.000 Stunden). Kommt noch eine vorwiegend sitzende Freizeitgestaltung hinzu, ist die Osteoporose im Alter praktisch unvermeidlich. Aber auch schon wenige Wochen strenger Bettruhe oder die Teilnahme an einer Raumfahrt – in den Kreisen mitteleuropäischer Patienten bisher eher selten anzutreffen – können die Abbaugeschwindigkeit des Knochens merklich erhöhen.

Als Folge droht dann eine erhöhte Knochenbrüchigkeit, die den Knochen z.B. nach einem Sturz bersten lässt. Häufigstes und auch meist schwerwiegendstes Problem: die Schenkelhalsfraktur. In den gar nicht so seltenen schweren Fällen von Osteoporose kann aber sogar eine Spontanfraktur auftreten, also ein Knochenbruch ohne äußeren Anlass. Meist sind die Brust- oder Lendenwirbelkörper betroffen. Dabei kann es passieren, dass die Ursache der mit diesen Verletzungen verbundenen Schmerzen erst nach geraumer Zeit und anhand genauer Untersuchungen aufgedeckt wird.

Unentwegt im Umbruch – der Knochen

Ähnlich wie die Energiebilanz des Körpers eine mehr oder weniger simple Addition von Kalorienaufnahme und –abgabe darstellt, so lässt sich auch die Veränderung der Knochensubstanz aus Knochenaufbau und Knochenabbau berechnen. Für beide Aufgaben besitzt der Körper spezielle Zellen. Die Osteoblasten fügen Knochensubstanz hinzu, die Osteoklasten entfernen sie. Beide Zellarten sind dafür verantwortlich, dass sich der Knochen ständig regeneriert. Dem Menschen ist es überlassen, die eine oder andere Zellart zu aktivieren – oder zu behindern.

Gifte beispielsweise erhöhen den Knochenabbau. Wenn Sie meinen, dass Sie üblicherweise und freiwillig keine Gifte zu ihren Nahrungsbestandteilen rechnen, müssten Sie Nichtraucher und Antialkoholiker sein und auch auf den Genuss von Kaffee oder Tee verzichten. Auf diese, heute leider zum Standard-Selbsttröstungsprogramm der allermeisten Menschen („Ohne meinen Kaffee morgens bin ich nur ein halber Mensch!" – „Sag' dem Chef, ich bin nur kurz 'mal eine rauchen!" – "Darauf müssen wir erst 'mal anstoßen!") zählenden kleinen Sünden reagiert der Knochen sofort und sensibel. Jahrzehntelang genossen, können Alkohol, Nikotin und Koffein ohne weiteres für den Unterschied zwischen leichter und schwerer Osteoporose bzw. für das Auftreten von Knochenbrüchen verantwortlich sein.

Im vorherigen Kapitel (Baustein 18) wurde auf die sog. Female Athlete Triad bereits hingewiesen. Hier wird der Knochenstoffwechsel nicht durch Ernährungsfehler, Genussmittel oder Medikamente gehemmt, sondern durch Lebensgewohnheiten, die das Hormonsystem der Frau durcheinander bringen. Was auf den ersten Blick paradox erscheinen mag, ist in Wirklichkeit die alte Geschichte von Dosis und Wirkung. In Spuren genossen, können beispielsweise in der Natur vorkommende Wirkstoffe (Digitalisalkaloide aus dem Fingerhut, Opioide aus dem Schlafmohn)

Knochengesunde Ernährung

große Heilkräfte entfalten, in größeren Mengen genossen sind sie schädlich, ggf. sogar tödlich.

Auch für den Sport trifft das zu, wie wir täglich beobachten können, durchaus auch an uns selbst. Zu häufiges Training, zu hoher Umfang, zu schnelles Tempo können aus der gesündesten Sache der Welt eine hochgefährliche Droge machen. Darum hier noch einmal der Hinweis, Veränderungen des Körpers zu beachten, sie ernst zu nehmen und im Zweifelsfall den Arzt zu Rate zu ziehen. Eine solche Veränderung ist im Zusammenhang mit der Osteoporose das Ausbleiben der Regelblutung, sind Schlafstörungen, die Häufung von Infekten, Appetitlosigkeit und andere, oft leider recht unspezifische Zeichen. Kommt die Reaktion des Organismus auch nicht immer sofort, so können doch Langzeitschäden aus einer kleinen Ursache entstehen – beispielsweise im Skelettsystem. Der Knochen ist der Elefant des Körpers. Er merkt sich alles.

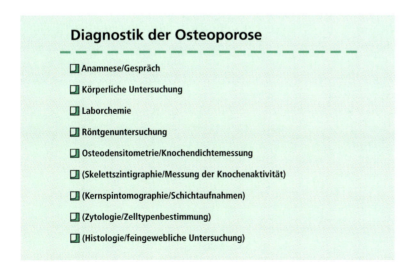

Grafik 61 Diagnostik der Osteoporose

Aktiv gegen die Osteoporose

Aber wir wären nicht die moderne Gesellschaft des 21. Jahrhunderts, ließe sich die Osteoporose nicht frühzeitig erkennen und ließe sie sich nicht auch behandeln.

Knochengesunde Ernährung

Wenn man vom genetischen Risiko ausgeht, mit welcher Wahrscheinlichkeit eine Osteoporose auftreten wird, so müssen schlank gebaute weiße (europäische) Frauen und Asiatinnen, bei deren nächsten Verwandten bereits eine Osteoporose aufgetreten ist, eher mit Zeichen dieser Krankheit rechnen als z.B. schwergewichtige, männliche Afrikaner. Erhöht wird das Risiko durch Ernährungsfehler, durch Genussmittel, durch chronische Erkrankungen, durch frühes Ausbleiben der Regelblutungen und vor allem durch Bewegungsmangel.

Treffen ein oder mehrere dieser Faktoren zu, sollte man der Vorbeugung besondere Beachtung schenken und sich natürlich auch regelmäßig ärztlich untersuchen lassen, insbesondere ab etwa dem 50. Lebensjahr.

Besondere Bedeutung in der täglichen Praxis hat heute die Knochendichtemessung, die es erlaubt, die Knochenmasse quantitativ zu bestimmen – eine Möglichkeit, die das normale Röntgenbild nicht bietet. Mit einer solchen Untersuchung lässt sich die Knochenmasse bestimmen und in Relation zur gleichaltrigen Normalbevölkerung setzen. Außerdem kann das Frakturrisiko abgeschätzt werden.

Bei der Diagnose einer drohenden, beginnenden oder bereits fortgeschrittenen Osteoporose stehen eine ganze Reihe von Maßnahmen zur Verfügung, mit deren Hilfe die Verluste an Knochenmasse gestoppt und Knochenstrukturen sogar in begrenztem Umfang wieder aufgebaut werden können.

*Grafik 62
Therapie der
Osteoporose*

Therapie der Osteoporose

❏ **Steigerung der Calciumzufuhr**
Ernährungsumstellung
Calciumsupplementation
Vitamin D-Gaben

❏ **Stimulation des Knochenaufbaus**
Fluoride
Bewegung

❏ **Hemmung des Knochenabbaus**
Calcitonin
Östrogene (und Getragene)
Östrogenantagonisten (nach der Menopause)
Bisphosphonate

Die Behandlung der Osteoporose ruht auf drei Säulen. Die Aufnahme von Calcium sollte erhöht, der Knochenabbau gestoppt und der Knochenaufbau gefördert werden.

Die Ernährungsprinzipien, mit deren Hilfe die Netto-Calciummenge im Körper erhöht werden kann, werden im nächsten Baustein erläutert. Für die Hemmung des Knochenabbaus stehen verschiedene moderne, hochwirksame und gut verträgliche Präparate zur Verfügung. Gleiches gilt für die medikamentöse Unterstützung des Knochenaufbaus. Welches im Einzelfall das günstigste ist, entscheidet Ihr behandelnder Arzt – oder Ihre Ärzte. Denn die Osteoporose ist ein Krankheit, die sich am besten im Team behandeln lässt. Dazu sollte der Hausarzt genauso zählen wie der Orthopäde, der Gynäkologe, ggf. der Radiologe, der Sportlehrer, der Ernährungsberater. Um mehr Bewegung in Ihr Leben zu bringen, brauchen Sie allerdings keinen Arzt (der kann mitmachen, wenn er mag!). Hier geht es vielmehr darum, dafür zu sorgen, dass der Bewegung wieder der nötige Stellenwert in Ihrem Tagesablauf eingeräumt wird. Machen Sie die Probe aufs Exempel. Nach einiger Zeit wird Ihnen die Stunde fürs tägliche Training genauso unverzichtbar sein wie Essen und Schlafen. Und fangen Sie nicht morgen damit an, sondern heute!

Denn, wie der Wissenschaftler Dent so anschaulich beschrieb:

"Senile osteoporosis is a pediatric disease"
(Dent)

Die Osteoporose des alten Menschen beginnt in der Kindheit.

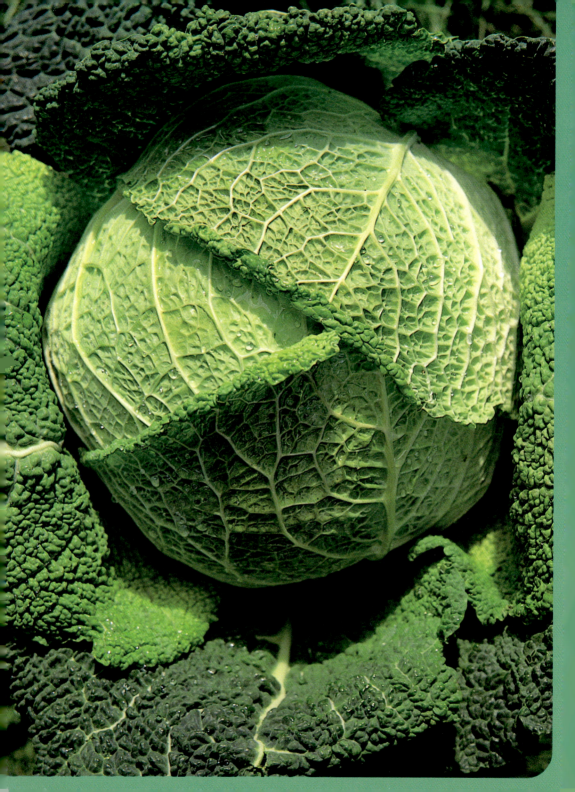

Ernährung für starke Knochen

Baustein 19: Ernährung für starke Knochen – damit Sie allen Belastungen standhalten

Vier Stufen zu starken Knochen

Ein starker Knochenaufbau ist Ihr Sparguthaben fürs Leben. Er kann durch eine intelligente Ernährung entscheidend beeinflusst werden. Hierbei sollten vier Stufen bestiegen werden (siehe Grafik 63). Berücksichtigen Sie bei Ihrer Ernährung besonders calciumreiche Lebensmitteln und verringern Sie die Calciumausscheidung über den Urin durch eine intelligente Ernährung. Achten Sie bei Ihrer Ernährung darauf, möglichst wenig Calciumhemmstoffe aufzunehmen, sowie Aktivatoren für die Calciumaufnahme zu berücksichtigen.

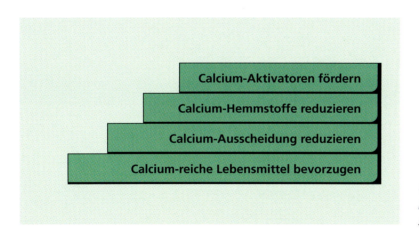

*Grafik 63
Ihre Stufen zu starken Knochen*

Diese vier Stufen für eine knochengesunde Ernährung sollten alle Jugendlichen, besonders Mädchen und junge Frauen, in der Wachstumsphase zwischen dem 12. und 19. Lebensjahr beachten. In dieser Entwicklungsphase wird die Calcium-Reserve für

Knochengesunde Ernährung

den Knochen angelegt. Nach Abschluss des Knochenwachstums ist die Calcium-Reserve nicht mehr aufzufüllen. Deshalb ist in der Entwicklungsphase eine möglichst hohe Reserve aufzubauen.

Sie wird somit in der Jugend angelegt und nimmt nach Abschluss der Entwicklung kontinuierlich wieder ab. Durch eine knochengesunde Ernährung in Verbindung mit Bewegung im Freien kann der Calciumabbau jedoch entscheidend verzögert werden, so dass im Alter keine Knochen-Erweichungsprobleme auftreten.

Dies bedeutet, dass die vier Stufen für eine knochengesunde Ernährung ein Leben lang gegangen werden sollten: einerseits um eine hohe Calcium-Reserve aufzubauen, andererseits um sie möglichst lange zu schonen.

Calciumreiche Lebensmittel bevorzugen

Eine Hitliste calciumreicher Lebensmittel ist in Grafik 64 aufgeführt. Besonders Käse, Grünkohl, Broccoli, Amaranth und Nüsse sind calciumreich. Die täglich aufzunehmende Calcium-Menge liegt bei Jugendlichen zwischen dem 15. und 19. Lebensjahr bei ca. 1200 mg, im Alter zwischen 19 und 25 bei täglich 1000 mg und ab dem 25. Lebensjahr bei 800 mg Calcium.

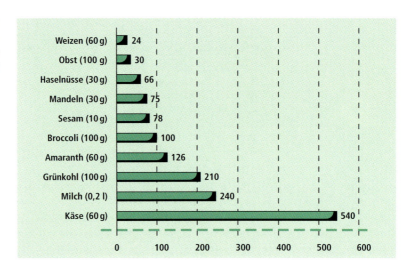

Grafik 64 Hitliste calciumreicher Lebensmittel

Ernährung für starke Knochen

 Essen Sie jeden Tag eine Portion (60 g) Käse – es sollte jedoch immer seltener der Doppelrahmkäse mit hohem Fettanteil sein.

Calcium-Ausscheidung reduzieren

Eine erhöhte Calcium-Ausscheidung über den Urin liegt vor bei erhöhtem Alkohol- und Süßigkeitengenuss und bei überhöhter Kochsalzverwendung (Natriumchlorid). Außerdem ist sie bei hoher Koffein- bzw. Teeinaufnahme und bei Übersäuerungen erhöht, wie in Grafik 65 dargestellt. Ein übermäßiger Eiweißverzehr in Form von isolierten Eiweißpräparaten oder stark erhöhtem Fleischkonsum wirkt gewebeansäuernd, was eine verstärkte Calciumausscheidung über die Niere bedeutet. Bei einer ausdauergerechten Ernährung mit einem hohen Kohlenhydratanteil und einer hochwertigen Eiweißwertigkeit tritt keine erhöhte Calciumausscheidung auf.

Calcium-Ausscheidung reduzieren

- Alkohol
- Kochsalz
- Koffein, Teein
- Süßigkeiten
- Azidosen (Übersäuerungen)

Grafik 65 Calcium-Ausscheidung reduzieren

Besonders Frauen sollten deshalb sparsam mit dem Salzstreuer umgehen und auf regelmäßigen Dauerkaffee-Genuss am Arbeitsplatz verzichten. Der durchschnittliche Kochsalzkonsum liegt bei 10–11 g pro Tag generell zu hoch. Die Deutsche Gesellschaft für Ernährung empfiehlt, täglich nur zwischen 5–6 g Salz aufzunehmen. Stark gesalzene Lebensmittel wie Fertiggerichte jeder Art, Salzletten oder gesalze-

Knochengesunde Ernährung

ne Nüsse sollten eingeschränkt werden. Unabhängig von der Empfehlung im Alltag möglichst wenig Salz (Natriumchlorid) zu verwenden, sollte jedoch während Ausdauersportleistungen auf eine hohe Natrium-Versorgung (bevorzugt als Natriumhydrogencarbonat) geachtet werden (siehe Baustein 12).

Hemmstoffe für die Calcium-Aufnahme reduzieren

Nicht alle Mineralien und Spurenelemente, die in den Lebensmitteln enthalten sind, können vom Körper auch aufgenommen werden. So gibt es Hemmstoffe, die die Calcium-Aufnahme reduzieren. Die Hemmstoffe für die Calciumaufnahme sind in Grafik 66 dargestellt.

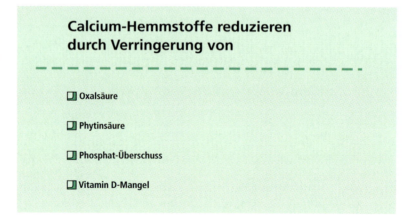

Grafik 66 Calcium-Hemmstoffe reduzieren

Anmerkungen:

Oxalsäure:
Oxalsäure bindet im Darm einen Teil des Nahrungscalciums. Oxalsäurereiche Lebensmittel wie Spinat, Kakao, Rhabarber, rote Beete, schwarzer Tee und Pfefferminztee sollten deshalb in einer knochengesunden Ernährung nicht täglich aufgenommen werden.

Phytinsäure:
Phytinsäure kommt in allen Vollkorn-Rohstoffen vor und bindet nicht nur Eisen, sondern auch Calcium, so dass dieses nicht mehr vollständig zur Resorption zur Verfügung steht. Strategien für eine Reduktion der täglichen Phytinsäure-Menge wurden bereits in Baustein 4 dargestellt.

Phosphat:
Phosphatreiche Lebensmittel sind Cola-Getränke sowie Wurst und Fleisch. Cola-Getränke haben zu viele einfache, leere Kohlenhydrate und sollten auch aufgrund des hohen Phosphatgehaltes nicht als täglicher Durstlöscher auf dem Tisch stehen. Ebenso ist ein hoher Wurst- und Fleischkonsum einzuschränken. Durch eine regelmäßig erhöhte Phosphataufnahme reduziert sich einerseits die Calciumaufnahme im Darm, andererseits wird auch vermehrt Calcium aus dem Knochen freigesetzt.

Vitamin D-Mangel:
Vitamin D kann in der Haut mit Hilfe des Sonnenlichtes gebildet werden und fördert die Calciumresorption im Darm. Um keinen Vitamin D-Mangel zu bekommen, ist es wichtig, dass Sie sich viel an der frischen Luft aufhalten. Führen Sie Ausdauersport, wenn möglich, im Freien aus.

Aktivatoren für die Calciumaufnahme fördern

Förderlich für die Calcium-Aufnahme ist Milchzucker sowie Bewegung im Freien (siehe Grafik 67). Milchzucker (Laktose) ist in Milchprodukten (Joghurt, Käse, Milch) enthalten, ebenfalls in Molkegetränken. Untersuchungen haben gezeigt, dass eine siliciumreiche Ernährung (siehe Baustein 14) die Calciumeinlagerung in die Knochen entscheidend erhöht. Besonders Mädchen und junge Frauen in der Wachstumsphase zwischen dem 12. und 19. Lebensjahr sollten täglich auf eine siliciumreiche Ernährung achten (siehe Grafik 50 b).

Knochengesunde Ernährung

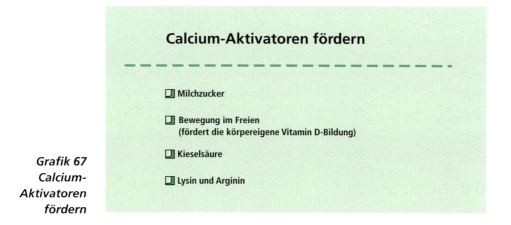

*Grafik 67
Calcium-
Aktivatoren
fördern*

Neuere Untersuchungen belegen, dass auch besonders lysin- und argininreiche Lebensmittel die Einlagerung von Calcium im Knochen fördern und die Calciumresorption aus dem Darm verbessern. Besonders reich an den Aminosäuren Lysin und Arginin sind Weizenkeime und Amaranth. Weizenkeime schmecken gut in Joghurt eingestreut, Amaranth kann man kochen wie Reis oder auch in Form von Amaranth-Pops ins Müsli streuen.

Anmerkung: Milchzucker-Unverträglichkeiten

Personen, die keine Milch vertragen, haben eine zu geringe Aktivität des milchzuckerabbauenden Enzyms Laktase. Solche Personen sollten dennoch regelmäßig aber kontrolliert etwas Milch oder Molkegetränke (50–100 ml pro Tag) trinken, damit der Körper eine gewisse Restfunktion der Laktase-Produktion aufrechterhält. Sinnvoll ist bei Milchzucker-Unverträglichkeit täglich einen Becher Joghurt zu essen. Die Bakterienstämme aus dem Joghurt bauen den Milchzucker des Joghurts im Darmbereich weitgehend ab, so dass Joghurt häufig verträglich wirkt.

Ernährung für starke Knochen

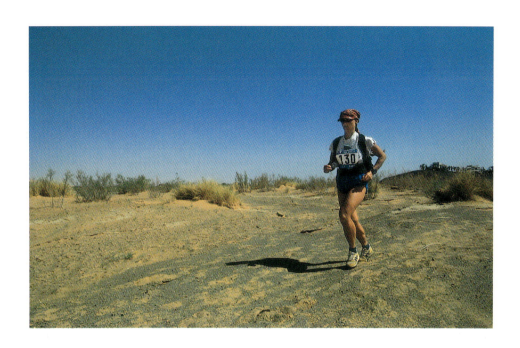

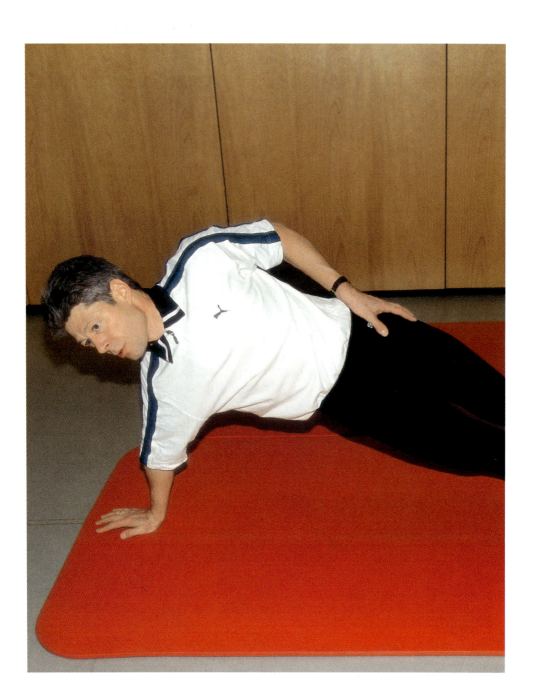

Baustein 20: Der Knochen braucht Bewegung – Osteoporose-Gymnastik

Druck, das weiß man spätestens seit den fünfziger Jahren, erhöht die Aktivität der Osteoblasten, der knochenbildenden Zellen. Damals entwickelten Wissenschaftler die Prinzipien der sog. Druckplattenosteosynthese. Man hatte herausgefunden, dass der Knochen nach einem Bruch dann besonders gut heilt, wenn man ihn nicht nur millimetergenau wieder zusammenfügt, sondern dabei gleichzeitig Druck aufbaut. Zu diesem Zweck verwenden Chirurgen bis heute Metallplatten, mit denen die beiden Enden eines geborstenen Knochens in ihrer ursprünglichen Stellung fixiert werden und die gleichzeitig aufeinandergepresst werden.

Was für den verletzten Knochen gilt, ist natürlich auch auf den gesunden Knochen anwendbar. Druck erhöht die Festigkeit des Knochens. Druck entsteht beispielsweise durch den Einfluss der Schwerkraft. Da wir viele Stunden des Tages auf den Beinen sind (oder zumindest sein sollten!), aber nur selten auf den Händen gehen, sind die Knochen der Beine folgerichtig viel stärker ausgebildet als die der Arme. Bewegung erhöht die Wirkung der Schwerkraft noch, z.B. beim Lauftraining, bei Gymnastik, bei Ballspielen usw.. Ruhe vermindert sie. Darum sind Krankheiten, die uns ans Bett fesseln, Verletzungen mit (Gips-)Ruhigstellung, häufige Ausflüge in die Schwerelosigkeit des Weltalls (s.o.) Gift für den Knochen. Aber auch eine bewegungsarme Lebensweise schadet dem Knochen und führt langfristig zu seiner Schwächung!

Bewegung wirkt auf zweierlei Art: Zum einen auf direktem Wege durch Laufen, Hopsen, Springen. Zusätzlich kommt es aber auch zu einer Kräftigung der Muskulatur, die ihrerseits den Knochen dauerhaft stärkerem Druck aussetzt. Was beim Unfallverletzten die Metallplatte des Operators bewirkt, erreicht beim Gesunden eine kräftige Muskulatur. Muskelaufbau ist Knochenaufbau!

Der Knochen braucht Bewegung

Nachfolgend finden Sie einige Übungen, die in ihrem Aufbau recht simpel wirken, aber bei deren Ausführung Sie vermutlich schnell merken werden, welche Muskelgruppen noch verbesserungsfähig sind. Es handelt sich um sog. Ganzkörperstabilisationsübungen, die einen möglichst großen Anteil der Skelettmuskulatur einbeziehen. Sie lassen sich statisch (Phase I) und dynamisch (Phase II) ausführen. Achten Sie darauf, so viele Muskelgruppen wie möglich anzuspannen und Ihren Körper so stabil wie möglich zu halten. Atmen Sie langsam, regelmäßig, ohne Pressatmung. Bei dynamischen Übungen atmen Sie während des schwierigeren Übungsteils aus, beim leichteren Part ein.

Vorderer Stütz

Im vorderen Stütz (auf Händen und Füßen, Unterarmen und Füßen oder – als Einsteigervariante – im Knie-Ellbogen-Stand) werden sämtliche Muskeln des Schultergürtels, des Rumpfes und der Beine angespannt. Erschwerend kann ein Fuß vom Boden abgehoben werden oder der Sitzball als labile Unterlage (mehr Stabilisationsarbeit!) unter den Füßen verwendet werden.

Die gewählte Position wird zwischen 10 Sekunden und 1 Minute gehalten. Durch Auf- und Abbewegungen eines Fußes (gestrecktes Kniegelenk) kann die statische Ausgangsstellung mit einer dynamischen Trainingskomponente verbunden werden.

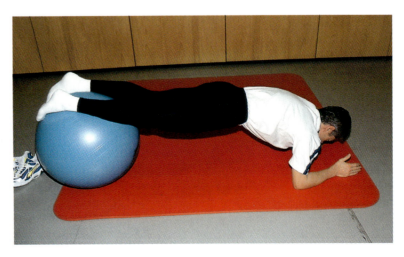

**Übung 1
Vorderer Stütz**

Der Knochen braucht Bewegung

Hintere Muskelkette (Rücken, Gesäß, Hintere Oberschenkelmuskulatur)

In Rückenlage werden Hüft- und Kniegelenke gebeugt, die Fersen werden gegen den Boden gedrückt. Das Gesäß wird langsam angehoben, bis die Hüftgelenke vollständig gestreckt sind. Zur Erhöhung des Schwierigkeitsgrades kann die Übung auch einbeinig ausgeführt werden.

Langsame Ausführung. 25–40 Wiederholungen. 1–3 Serien, bei einbeiniger Ausführung pro Standbein.

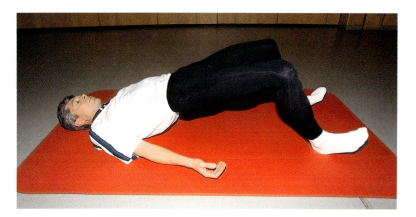

*Übung 2
Hintere
Muskelkette*

Rückenstreckmuskulatur

In Bauchlage wird der Rumpf durch Aufsetzen der Stirn auf den Boden stabilisiert. Anheben eines Armes und des gegenseitigen Beines, ohne die Position von Rumpf oder Kopf zu verändern. Anschließend Anheben beider Arme, die Unterarme werden in horizontaler Richtung langsam nach vorn und hinten bewegt. Erneut bleiben Kopf, Rumpf und Beine unverändert.

10–25 Wiederholungen über Kreuz, 10–25 Wiederholungen der horizontalen Armbewegungen. Langsame Ausführung. 1–3 Serien pro Übung.

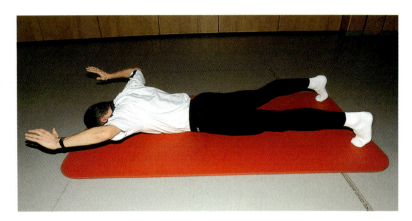

Übung 3
Rückenstreck-
muskulatur

Bauchmuskulatur

In Rückenlage werden Hüft- und Kniegelenke rechtwinklig gebeugt und die Fersen leicht in den Sitzball gedrückt. Der Oberkörper wird eingerollt, so dass sich die Schulterblätter vom Boden lösen. Durch die Position der Arme kann der Schwierigkeitsgrad der Übung modifiziert werden (in Vorhalte leichter, in Seithalte schwieriger). Der Kopf wird in Verlängerung des Rumpfes gehalten, Blickrichtung Zimmerdecke.

Bei langsamer Ausführung 8–20 Wiederholungen im individuellen Schwierigkeitsgrad. 1–3 Serien.

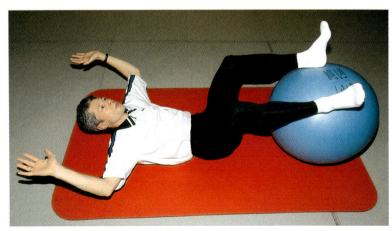

Übung 4
Bauch-
muskulatur

Der Knochen braucht Bewegung

Seitlicher Stütz

Im seitlichen Ellbogen-Stütz (alternativ auf dem gestreckten Arm) zunächst den Körper optimal stabilisieren, vor allem Bauch- und Rückenmuskulatur anspannen (Tipp: Füße rechtwinklig anziehen, um sicher zu stehen, oder in Schrittstellung aufsetzen). Dann langsam das Becken absenken und wieder anziehen, ohne die gestreckte Haltung des Rückens zu verändern.

1–3 mal 15 Sekunden bis 1 Minute pro Seite; zunächst einige Sekunden statisch (= beidbeinig), dann als dynamische Ausführung das Becken auf und ab bewegen. Als schwierigere Variante das jeweilige Spielbein langsam abheben. Erschwerend kann auch hier der Sitzball eingesetzt werden.

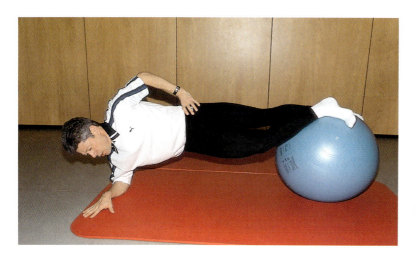

*Übung 5
Seitlicher Stütz
(siehe auch
Abbildung auf
Seite 160)*

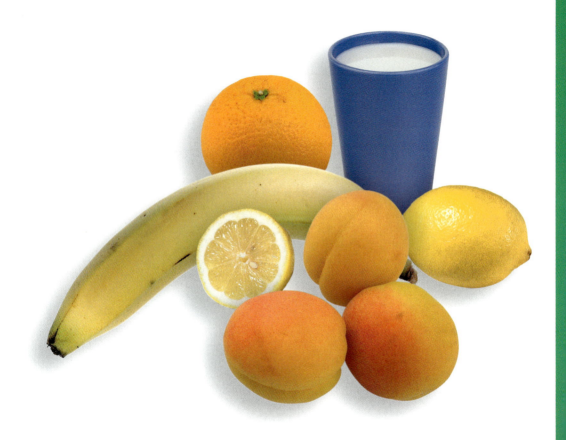

Zackig zubereitet –
mehr Zeit und Energie für lustvolles Training

Energie-Frühstück

Rezept für 2-3 Personen:

Weichen Sie abends vor dem Schlafengehen ca. 80 g Haferflocken und 60 g Weizenkeime mit Wasser und dem Saft einer gepressten Zitrone ein. Falls Sie eine Getreidemühle haben, können Sie den Hafer natürlich frisch schroten. Geben Sie eine geschnittene Orange bzw. eine Nektarine oder einen Pfirsich bei. Bitte beachten Sie, daß die Rohstoffe nur vorsichtig untergehoben und nicht durchgerührt werden. Das ganze sollte mit einem Tuch abgedeckt und kühl gestellt werden. Morgens brauchen Sie dann nur noch einen Apfel raspeln, 2 Bananen mit der Gabel zerdrückt dazugeben, ebenfalls etwas Milch, Joghurt oder Buttermilch. Nach Belieben kann etwas Honig untergehoben werden.

Erklärung:

Dieses Power-Müsli ist besonders reich an Magnesium, Eisen und Zink und enthält viele Ballaststoffe für ein aktives Darmmilieu. Durch das Einweichen mit Zitronensaft verbessert sich die Eisenaufnahme entscheidend gegenüber einer morgendlichen Müslizubereitung. Durch das Hinzufügen von Milch, Joghurt oder Buttermilch erreichen Sie eine hohe biologische Eiweißwertigkeit – Ihre Muskulatur, Ihre Sehnen und Ihr Immunsystem werden sich bedanken.

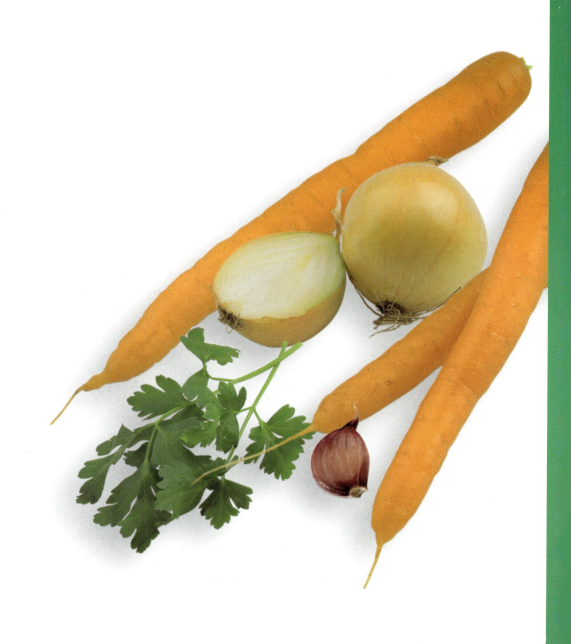

Rezepte

Energie aus dem Suppentopf

Zutaten für 2 Personen:

80 g grob geschroteter Weizen
je nach Geschmack 50 g magerer Speck
1 kleine Zwiebel, etwas Knoblauch
3 EL Sonnenblumenöl
300 g Karotten
Instantbrüh-Pulver, Pfeffer, Salz, Petersilie
1 EL Hefeflocken

Zubereitung:

Karotten schneiden und im Dampfschnellkochtopf weichkochen.
Zwiebel, Knoblauch und evtl. Speck ganz klein schneiden und kräftig mit Sonnenblumenöl in einem anderen Topf anbraten, geschrotetes Getreide dazugeben und 5 Minuten bei schwacher Hitze leicht rösten. Karotten mit der Gabel leicht zerdrücken und zusammen mit dem Garwasser aus dem Dampfschnellkochtopf der Getreidemischung beigeben. Wasser nachgießen (Garwasser und Wasser sollten zusammen ca. 1 Liter betragen). Mit Instantbrüh-Pulver oder Brühwürfel, Pfeffer und je nach Geschmack etwas Salz abwürzen und ungefähr 10 Minuten leicht köcheln lassen. Vor dem Servieren 1 EL Hefeflocken und etwas Petersilie unterrühren (Hefeflocken nicht mitkochen – Hefeflocken gibt es im Reformhaus oder im Naturkostladen).
Alternative zu geschrotetem Weizen: ganze Weizenkörner oder Kamut-Urweizenkörner in 0,5 Liter Wasser 30-35 Minuten kochen und dann der angebratenen Zwiebel beigeben.

Erklärung:

Vollwertiges Essen durch Vollkornweizen und Gemüse. Zusammen mit einer eiweißhaltigen Nachspeise (z.B. Joghurt oder Quark) erfüllt diese Mahlzeit alle Parameter des Super-Carboloadings für eine schnelle Erholung: Kohlenhydrate, Chrom, Kalium und Eiweiß. Durch den zusätzlichen Esslöffel Hefeflocken erhöht sich der Gehalt an B-Vitaminen, an Magnesium und Eisen.

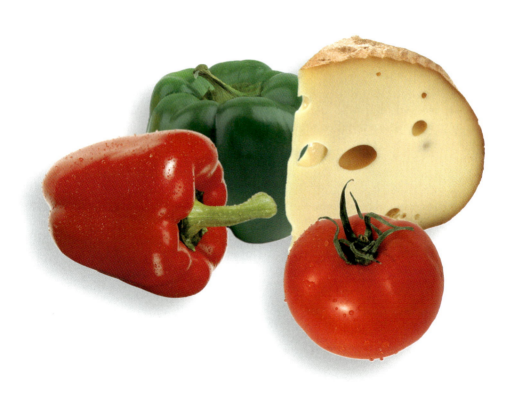

Carboloading aus der Pfanne
(Karotten-Paprika Pfanne mit Amaranth)

Zutaten für 4 Personen:

1 Tasse Naturreis (200 g), 30 g Amaranth
2 EL Olivenöl
2 Zwiebeln, 1 Knoblauchzehe
5 Karotten
1 rote und 1 grüne Paprikaschote
800 g Tomaten (außerhalb der Saison eine große Dose)
Gewürze, Hefeflocken
150 g Edamer oder Gouda-Käse

Zubereitung:

Naturreis und Amaranth in doppelter Wassermenge 30 Minuten gar kochen. Zwiebeln schneiden und in Olivenöl goldgelb andünsten. Knoblauch pressen und zugeben. Die Karotten putzen und klein würfeln oder in Ringe schneiden, zu den Zwiebeln geben und mitdünsten. Jetzt die Paprikaschoten waschen und in Würfel schneiden, zugeben und mitdünsten. Nach ca. 5–7 Minuten die gewürfelten Tomaten (oder die Dose) zugeben und 5 Minuten leicht weiterköcheln lassen. Anschließend die gekochte Mischung aus Naturreis und Amaranth dazugeben und weitere 5 Minuten ziehen lassen. Mit Pfeffer, Salz, einem halben Teelöffel Curry und 1 EL Hefeflocken nach Geschmack würzen. Bei Tisch den geriebenen Käse darüberstreuen.

Ernährungsphysiologische Betrachtung:

Super-Carboloading-Menü für eine schnelle Erholung mit Kohlenhydraten, Kalium, Chrom und Eiweiß. Durch die Verwendung von Naturreis wird gleichzeitig auch viel natürliche Kieselsäure für starke Sehnen und Bänder zugeführt. Amaranth erhöht den natürlichen Eisen- und Magnesiumgehalt und verbessert die Eiweißwertigkeit.

Variation als Nudel-Gemüse-Auflauf:

statt Naturreis mit Amaranth können Sie auch 500 g Nudeln verwenden und eine Auflaufform abwechselnd mit den Nudeln, dem Gemüse und dem geriebenen Käse in mehreren Schichten befüllen.

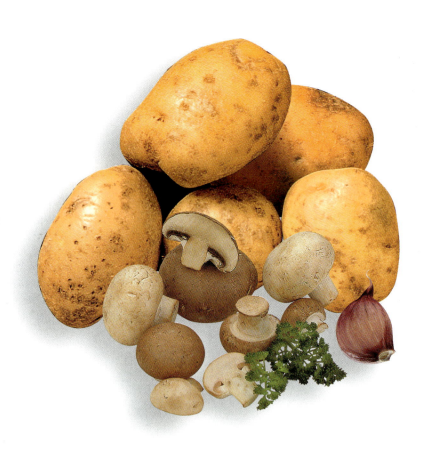

Blechkartoffeln
(mit Kräuterquark, Ei und Salat)

Zutaten für 4 Personen

ca. 1,2 kg Kartoffeln
2 EL Olivenöl
500 g Magerquark, Kräuter der Saison, Salz, Pfeffer, 2 Knoblauchzehen, 100–150 ml Frischmilch
Salat der Saison mit frischen Champignons
4 Eier

Zubereitung:

Kartoffeln waschen, schälen, in ca. 1,5 cm dicke Scheiben schneiden, auf ein Backblech legen und mit Olivenöl betreufeln oder mittels eines Pinsels satt bestreichen. Für starke Sehnen und Bänder kann bei Biokartoffeln auf das Schälen verzichtet werden. Kartoffeln in den Backofen bei höchster Stufe je nach Belieben 30-40 Minuten garen.
Kräuterquark aus Magerquark, Frischmilch, Kräuter, Salz, Pfeffer und durchgedrücktem Knoblauch herstellen und mit dem hergerichteten Salat auf den Tisch bringen. Kurz vor Garende der Kartoffeln 4 Spiegeleier zubereiten.

Ernährungsphysiologische Betrachtung:

Super-Carboloading-Menü für eine schnelle Erholung mit Kohlenhydraten, Kalium, Chrom und hochwertiger Eiweiß-Kombination.

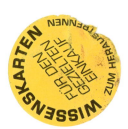